鼻孔为什么有两个

人体趣味简史

[日] 坂井建雄 著　韩　静 译

上海三联书店

Part I 人体充满不可思议

Part 2

有趣得让人无法入睡的人体

Part 3

人体是小宇宙

前言

我们在看物体颜色的时候,在电灯、荧光灯和太阳光下看到的苹果是红色的。从物理角度看,因为从物体反射的光有所变化,所以看起来会有不同的颜色。即便光的条件不同,但实际却较为稳定,看起来几乎是相同的颜色。这就是“颜色的恒常性”。

一般认为这是大脑可以对照明和过滤颜色进行修正的结果。

这是由于通过颜色的对比,大脑判断出“蓝色和红色是辅助颜色的关系”。也就是说,大脑产生了错觉。我们把这种现象称之为“错视”。

面积大的时候,由于颜色的恒常性,人会判断出正确的颜色。但面积小的话,就容易发生这样的现象。

这样,人体对我们而言虽然是最亲密的,但又是未知的世界。

“人体是小宇宙”,充满了神秘。其精致复杂是任何电脑无法比拟的,让人惊叹。

骨骼和肌肉的顺滑而毫不浪费的运动,支配这些大脑的绝妙的指挥,从外界获取生命必要物质的内脏,以及持续脉动的循环系统。人体的任何一个器官,都诉说着他们对高度洗练过的生命的经营。

你之所以能够翻阅本书,也正是骨头和肌肉的作用。特别是拇指和其他手指不同,其结构乃是具有奢侈的八块肌肉,这些肌肉的目的是为了抓取。只有人类才具有这种拇指的结构。

人的身体为了维持生命健康,即便我们做了出格的事情,身体也会自我恢复,这些器官就这样不分昼夜默默工作。

我们对于自己健硕的身体一无所知地生活着。平时也不留意,只觉得一切都理所当然呀。

首先来了解自己的身体吧。动动身体,摸摸身体,好好观察。这里潜藏着支撑人体的精致的结构。你也会注意到,他们起到了无法想象的作用。

认识到这就是自己的身体,便会感动,知道越多便越对人体的奥秘感到不可思议。

认识人体就是认识自身的旅程。

在揭开一个个谜团之后,我们能看到什么样的世界呢?

那么我们就一起踏上人体小宇宙之旅吧!

Part 1

人体充满不可思议

想跟某人诉说的人体故事
——第一部分

举重选手为何要系腰带?

奥运会上常看到举重比赛。看到选手们,人们不免感到疑惑:“他们为何都要系腰带呢?”

举重的时候,腹部会突然用力。这样一来,就会有更大的力量。这个“使劲、憋足气用劲”的动作,在打喷嚏、咳嗽的时候也同样会发生。此时施加到腹部的压力称之为“腹压”。

举重选手缠绕腰带就是“提高腹压”。

让身体站直时,竖脊肌(背骨后面和两侧附着的肠肋肌、最长肌等肌肉)就起作用了,而在腹腔壁的肌肉(被称作腹肌的腹直肌,外腹斜肌等)的作用下,腹压增大,也能够直立起身。

另外，腹压还有个重要的作用：保护腰部。腰部在弯曲的状态下将东西举起来，根据“杠杆原理”成为支点的腰部就受到了很大的力量。腹压在此时从内部将人体支撑，使腰部负担大大减轻。因此，系腰带可以保护腰部。

锻炼腹肌具有预防腰痛的效果，因为通过强化腹肌能够起到“通过腹压带来的腰部保护效果”。

弯曲小拇指的时候，为何无名指也会一起弯曲？

请试着把手的小拇指弯曲。你会发现，旁边的无名指也一起弯了。这是由于传送脑部发送的指令的神经的作用。

你一旦意识到要弯曲小拇指，大脑就会发出“弯曲小拇指”的指令传送到脊髓。脊髓内侧有“灰白质”的神经细胞聚集，指令通过从“灰白质”发出的神经，传递到能让手指活动的肌肉里。

但是，给小拇指传递指令的神经和给无名指传递指令的神经是同一个运动神经。而且让小拇指和无名指的指尖活动的肌肉也是紧密相连的。因此，活动的就不仅是小拇指而是连同无名指也一起动起来了。

不过，通过训练就能像钢琴家那样，小拇指和无名指能够分别作出各自的动作。换言之，神经也能够锻炼。顺带提一句，活动食指的肌肉和其他手指的肌肉不同，是独立的，因此可以自由活动。

为何一喝酒就会醉？

想忘记讨厌的事情，但又担心记不住发生了什么。为何一旦过量饮酒就会醉呢？

啤酒、葡萄酒、威士忌等等，喝过的酒精，被肠胃吸收集中到肝脏里。肝脏通过酶的作用，将酒精变成“乙醛”，进而分解成“醋酸”，最终分解成“二氧化碳”和“水”，和尿液一起排出。

但是，一旦超过肝脏的负荷，酒精和甲醛就会在全身循环，到达脑部。甲醛是类似于福尔马林的有害物质，也是引起宿醉的物质。

大脑有一个叫做“血液脑关门”的防御系统，用来防止异物的入侵。几乎所有的物质的侵入都在血液脑关门处被阻止，但是以酒精为首的脂溶性物质能穿越防御网进入脑内。

当然在脑内，“酒精脱水素酶”急速分解，但如若饮酒速度过快无法及时分解，就会影响到神经传达物质，信息的交换就会乱套，这就是醉酒的状态。此时，呕吐中枢被刺激，就会恶心呕吐。

另外，由于醉酒，记忆的回路无法正常工作，结果就是“记不得昨夜发生了什么”。宿醉是未能分解的酒精在体内残留导致的。

为何一吃拉面就会流鼻涕?

拉面可以说是国民美食中一般的人气食品。寒冷的时候吃一碗拉面真是特别美味,但是大家一定都有这样的经历:埋头大吃拉面的时候,鼻涕都吃出来了,真是非常囧啊。

那为什么吃面会吃出鼻涕呢?

鼻子不仅仅是嗅觉器官,也是吸入空气的呼吸器官。鼻子深处,鼻腔空间扩张,从鼻腔的粘膜处分泌黏液。黏液将呼吸进来的空气中的垃圾灰尘过滤净化,传送到肺部。

另外,为了保持肺部空气的适当温度和适度,鼻子起到了一个“散热器/冷却器”的作用,将冷空气变温暖,将热空气变冷,将干燥空气变湿润。

这种鼻子的机能,在吃拉面的时候也能工作。热拉面上腾起的水蒸气,进入鼻子后被冷却。水蒸气被冷却后变成水,在鼻子里被冷却的水汽就变成鼻涕流出。

另外,热食物进入口中,受到热的刺激,鼻子深处的血管扩张,血液循环变快,鼻子就会分泌过多的黏液。

通过这两种作用,吃拉面、乌冬面这种热食物的时候就会流鼻涕了。顺便提一句,长时间呼吸干燥空气的时候，鼻黏膜的表面吸附的干燥的灰尘、垃圾就会变硬，成为“鼻屎”。

疼痛是通知危险的信号

身体的某个部位一旦有疼痛，人就无法集中精力做事，做任何事情都无精打采。疼痛是让人讨厌的，人们都希望这种感觉最好不要发生在自己身上。

但是请想象一下，如果没有疼痛，会发生什么事情呢？

即便受伤了也注意不到导致伤口化脓，碰到了烫东西也感觉不到而负伤，这样能招致很多危险的事情发生。也就是说，“疼痛是通知危险的信号”。

另一方面，无法忍受的剧烈疼痛和慢性的疼痛伴随着苦痛，有时候也会带来精神上的痛苦。

疼痛里，有皮肤和肌肉、骨头、关节里发生的“躯体痛”，也有像胃痛、胸痛那种内脏里产生的“内脏痛”。“躯体痛”就像腰疼，膝关节痛那样，疼痛的位置是明确的。

与此相对，人们常常不知道“内脏痛”具体痛在哪里。比如盲肠在右下腹，得了阑尾炎这种痛就会扩散到上腹部，如胃部也会痛。另外，像心肌梗塞那样心脏的疼痛是从左肩到右腕，胆囊发作的疼痛在肩的后面也能感觉到。

这样，我们把这种自己感受到的疼痛地方并非是病原的痛称为“关联痛”。能够在距离较远的地方感觉到痛，是身体几个地方发出了痛的信号，通过同一个神经路线从脊髓传到大脑。也就是说，疼痛的信号是混线的。吃刨冰会头疼也是这种关联痛。

疼痛有急性和慢性之分。急性痛是通知异常的信号，人会感觉到尖锐的痛。

持续四周以上的痛称之为“慢性痛”。没有通知危险的信号作用。也就是，这是无用的痛，所以有必要积极地将之去除。

另外，本来不会出现的痛也有可能会出现。

因事故或糖尿病不得已截肢后，已经没有了的手脚依然会痛。我们称之为“幻肢痛”。

手脚即使实际不存在，获取手脚感觉信号的脊髓和大脑依然存在。通过强烈的痛的信号，脊髓细胞的反应发生改变，过剩的兴奋状态持续发生，接受这个信号的脑部就感觉到了剧痛。

头发为何会变白？

提到“一夜白头”，有名的要数玛丽·安托瓦内特的逸话了。玛丽·安托瓦内特是法国国王路易十六的王妃。据传她在法国大革命的时候（1789 年），由于牢狱生活的压力和对受刑的恐惧，一夜白头。

但是如果了解形成白发的结构，就知道这是不可能的。头发颜色是由头发中包含的黑色素量决定的。黑色素越多头发越黑，黑色素越少头发越黄。

头发通过发根最下端里叫做毛囊的组织反复进行细胞分裂成长而变长。头发的生长一旦停止，旧发根的细胞就死去，自然脱落。这样，毛囊就会再次进行细胞分裂，长出新的头发。

黑色素在发根处和头发被一起制造出来。

随着年龄的增长，新陈代谢变得缓慢，毛囊无法获得足够的营养。当然，黑色素的生产力也降低，曾经有黑色素的地方产生了间隙，空气就进去了。进入这个间隙的空气，由于光的反射作用，看起来就是闪闪发出白光了。

所以嘛，说到头发变白发根的问题，一夜变白是不可能的。

非常有用的喉咙
——呼吸、吃饭、发声

咽？还是喉？

冒昧请大家试着写写“nodo”[1]的对应汉字。

你是否写了“咽”这个字呢？

还是写了“喉”呢？

答案是两者都对。两者都读作“nodo”。

Nodo 指鼻子深处，气管开始处。去医院有耳鼻喉科，医学上有两种叫法：咽头和喉头。

“咽头”是一个交通要塞，是将同时进入的食物和空气分开，分别送往食道和喉头的十字路口。

“喉头”是气管的入口。在这个地方的内面中央的壁

① 日语罗马字。——译者注。

上，有两张左右伸展的褶子，这就是声带。呼吸的时候，声带之间（声门）打开，发出声音的时候关闭。

这样，nodo 不仅是呼吸气管，也是食物的通道和消化器官的通道，还发挥着讲话器官的作用。

只有人吃东西的时候会噎住

除人以外的哺乳类动物的咽头，不是十字交叉，而是立体交叉。动物的喉头的软骨，在咽头中间突出较高，嵌入鼻子深处的后方。鼻子吸入的空气进入喉头，嘴部吃下的食物进入食道。也就是说，空气的通道（气管）和食物的通道（食道）是完全分开的。食物是不会卡在喉咙里的。

与此相对，人的喉头只是在咽头的中间稍稍突出了一点而已。因此，气管和食道是一起的，这就需要进行交通管理。

请看下页中的图。为了切换路线，咽喉深处连着的软口盖和喉头盖这两个盖子，时而张开时而闭合，来确保气管和食道。

例如，在吃东西的时候，软口盖的背面活动，在鼻子和咽头之间盖上盖子，喉头盖在喉头的入口处盖上盖子，堵上气管。呼吸的时候，软口盖和喉头盖反射性地确保气管，舌头上升将嘴和咽头中间堵住。这样通过两个盖子进行气管和食道的交通管理。

但是，人不同于动物那种立体交叉，切换不畅的时候就会发生交通事故，此时食物就会噎住，或者进入气管。孩子和老人有时候会因此丧命。这么一想，动物那种喉头倒是具有优势的。

● **软口盖和喉头盖两个盖子的张合**

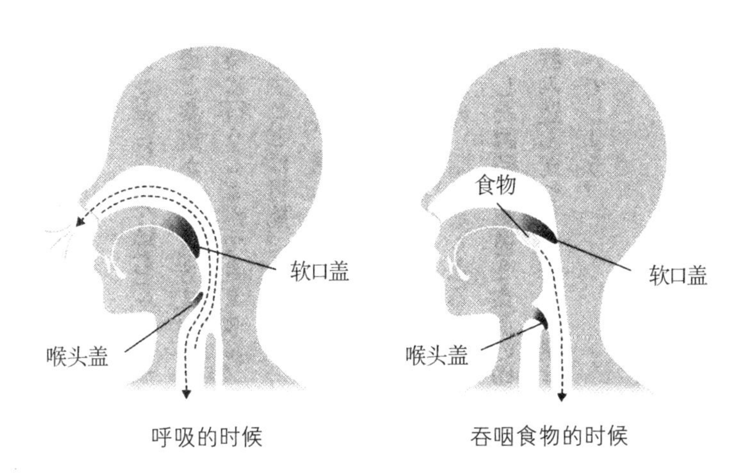

呼吸的时候　　　　吞咽食物的时候

“喉结”的真面目

但是，背负着危险的交叉方式也有巨大的优点。

那就是“发声”。

人通过振动喉头里叫做声带的褶子，制造声波，声波通过嘴这个空间共鸣产生声音。不通过嘴的声波无法变成声音。

试试看，将嘴紧闭能否发声。应该只能发出呻吟。

通过喉头的空气，就像其他动物一样，若是冲向鼻子，在声带处制造出来的空气的震动就无法在口腔形成共鸣。人的咽喉是交叉方式，所以才可能发出声音，其结果就是人获得了语言能力。

顺便提一句，火化遗体的时候产生的“喉结”，实际上和咽头没有关系。这是第二颈椎处的头骨，其凸起部分被烧的残余物被误当成咽喉的骨头。

无法一边说话一边吞咽

气管和食道以交叉方式出现的人的咽喉，无法同时进行“吞咽”和“说话”这两件事。不过，可以一边咀嚼食物一边说话，只是这看起来比较不雅。

即便如此，将咀嚼过的东西送入食道的瞬间是无法说话的。若是强行说话，食物就会进入气管堵住。

吃饭和说话两种功能可以瞬间切换，但在吞咽瞬间气管是堵塞的，所以无法说话。

这种瞬间功能切换的机能，随着年龄增长有所衰退。老人在吞咽时噎住的概率有所提高，需要格外注意。

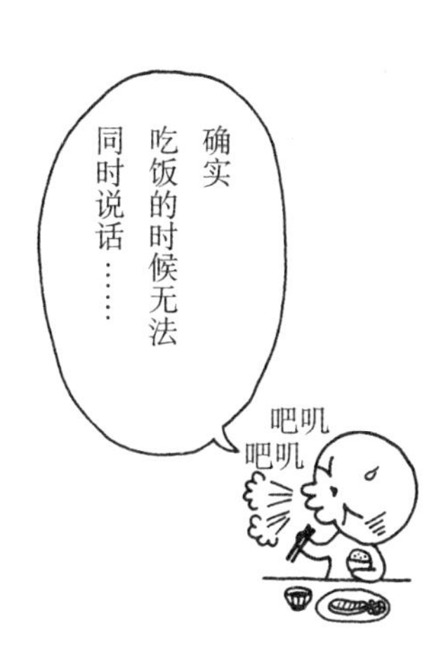

“咀嚼”和哺乳类的进化

“咀嚼”是哺乳类的专属

蛇将猎物整个吞下的样子，很多人都在电视上看过吧。蛇张大嘴，能够吞咽下比自己嘴还大的猎物。

蛇和鳄鱼这一类的动物，没有足够的空间将嚼碎的食物留在口中，因此只能整个吞下。

只有哺乳类动物才能在口中“咀嚼”。

人类的祖先动物，在从爬虫类向哺乳类进化的过程中，身体也产生了变化。

首先是身体上开始长毛。

然后，孩子开始喝母乳长大。体温也变高，变得活动起来，从爬行变成步行。其中，“咀嚼”是超出想象的重要。

● 唾液腺有三种

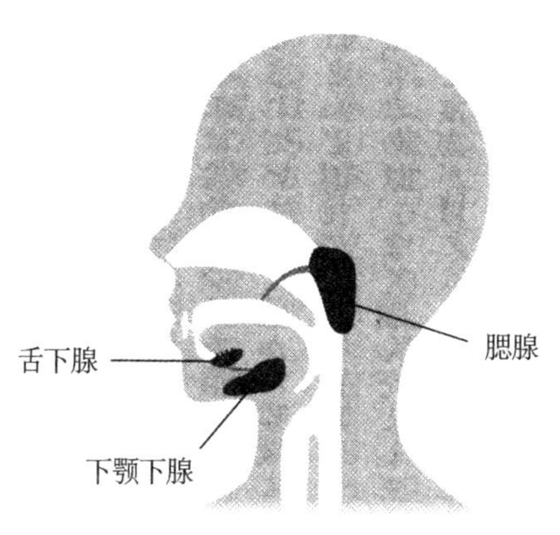

三大唾液腺

将嘴里的食物嚼来嚼去就是咀嚼。为了咀嚼，在哺乳类动物的嘴里，有宽敞的空间，有作为天花板的口盖，还有作为侧壁的脸颊和嘴唇。

唾液能帮助咀嚼

嘴里即便有足够的空间去咀嚼食物，但若仅仅这样，人也无法直接将这些嚼碎的食物吞咽下去。要将这些嚼过的食物顺利地通过喉咙吞咽下去，还需要适度的水分。

唾液能给食物适度的温润。我们嘴里有“腮腺”、“下颚下腺”、“舌下腺”这三种唾液腺。

我们称之为三大唾液腺。

腮腺是脸颊内侧粘膜分泌的唾液腺，下颚下腺和舌下腺是舌根两端分泌的唾液腺。只有哺乳类动物具备这三大唾液腺。

咀嚼的时候将食物和唾液混合，唾液里含有的消化酶就起作用了。的确，唾液里含有淀粉酶等消化酶，但实际上对消化并无作用。

为什么这么说呢？即便认真咀嚼，食物在口腔中存留时间不过数十秒。吞咽下去的食物进入胃部，消化酶的作用就会因胃液而消失殆尽。

唾液的作用，更在于将食物中的成分溶出，让人体会到“品味”的乐趣。消化酶能分解碳水化合物制造出糖。吃饭的时候咀嚼米饭会感觉甜，此时味觉受到了刺激。

吃东西的时候认真咀嚼，就能感受到素材的味道就是这个原因。

哺乳类动物牙齿里有机关

牙齿是所有动物都有的，不仅仅是哺乳类。但是哺乳类的牙齿由于进化而具有特殊的结构。

人的牙齿，小孩二十颗，成人三十二颗。牙齿的形状，既有为了吃蔬菜水果的像剪刀那样的“切齿”，也有为了吃肉像刀子那样的“犬齿”，还有将嚼碎的食物像杵臼那样捣烂的“小臼齿”和“大臼齿”。

将齿列上下左右分为四份，每份都有两颗切齿，一颗犬齿，两颗小臼齿，三颗大臼齿。不过，小孩的齿列里没有大臼齿。

哺乳类的牙齿，因作用各异分成多种，称之为多形齿。动物的种类不同，牙齿的形状也相异。看牙齿就能知道是肉食还是草食动物。人既吃肉又吃草是杂食动物。

但是，除了哺乳动物以外，如脊椎动物的牙齿形状就没有各种不同的形状。

比如鳄鱼的牙齿，只是排列着圆锥形的牙齿。因此它们能够咬住食物，但不能在嘴里咀嚼。

这样，哺乳类获得了在嘴里咀嚼的机能，能够吃各种各样的食物。曾经在恐龙灭绝之后的地球之上，哺乳类得以大力发展，嘴部构造的进化也是功不可没的。

牙齿、唾液、咀嚼幸亏有了这种构造，我们才能够吃各种各样的美食呀。
嚼呀
嚼呀

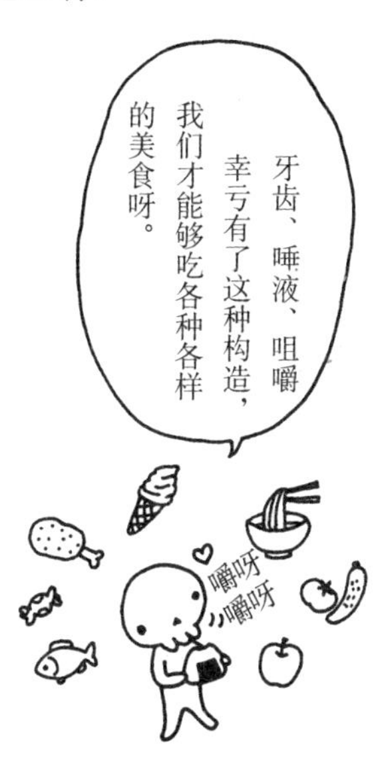

胃的容量有多大?

体内食物不会腐烂的理由

盛夏将生鲜垃圾放在外面,很快就会腐烂发臭。

我们的体温有三十六七度。这是体表的温度,体内的温度要更高一度。这就和炎炎夏日一样了。尽管如此,我们吃下去的食物在体内为何不会腐败呢?

食物首先通过食道进入到胃部。胃黏膜分泌出胃酸和消化酶。很多人都认为"在胃部进行消化吸收",但事实并非如此。胃能将食物蛋白质切碎,但不可能切碎到胃粘膜能将之吸收的程度。

将蛋白质分解成氨基酸,变成能够让黏膜吸收的程度,需要胰脏分泌的胰液和肠黏膜分泌的肠液所包含的消化酶的作用。因此,即便没有胃黏膜分泌的胃液和消化酶也能够进行消化吸收。

那么胃有什么存在的意义呢?

其作用问问胃部切除的人就知道了。做过胃切除手术的人都异口同声的说,“一次吃饭吃不下太多”。

胃的容量是一千两百至一千六百毫升。

相当于两瓶啤酒。

也就是说,胃的功能是“将很多食物暂时存储”。

但是,在三十七度的体温中存储食物,胃里的食物也并未腐败。这是由于胃液和消化酶的作用。

胃液里含有的胃酸和消化酶的胃蛋白酶,将食物中的蛋白质切碎,通过强力杀菌消毒作用阻止腐败等化学变化的发生。

实际上,几乎没有细菌能够在胃的强酸性环境下生存。不过,只有幽门螺杆菌是例外。这种细菌是胃溃疡的病因。

“胃穿孔”是真的吗?

胃液里含有的盐酸,是能够腐蚀皮肤的强酸。然而,胃黏膜分泌出一种能够保护胃的特殊黏液,所以胃自身不会被消化。

- **胃容量是 2 瓶啤酒分量**

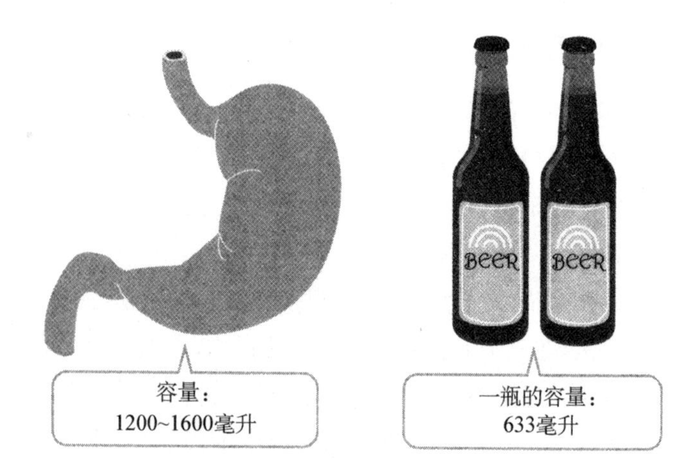

但是，胃液是由自律神经控制的，容易受到压力的影响。自律神经一旦紊乱，保护胃部的黏液分泌失调，含有盐酸的胃液就会腐蚀胃内壁。胃内壁溶解的样子，就像开了一个洞那样，被称之为“胃穿孔”。这种状态被称之为胃溃疡。

但是，消化器官是维持人生命营养摄取的器官，和其他组织相比细胞更替更加迅速。胃黏膜大约三天，小肠大约一天就能更新。

因此，虽然胃受到极度压力一天就会胃穿孔，但另一方面，一旦胃从压力中解放出来，胃壁也就立刻修复了。

为什么肚子会饿?

胃壁是由纵横斜伸缩的三层肌肉构成的。吃饭的时候,这些肌肉就伸缩,这种刺激就通过神经到达大脑,告诉我们“吃饱了”这种饱腹感。

与此相反,胃里空了的时候,胃壁的肌肉通过神经传达空腹情况,人就会感到肚子饿了。

一旦摄取含有营养的食物,在肠胃处消化,最终会用于细胞的活动。这种营养一旦使用殆尽,又会“肚子饿”,就需要再次进餐。

但是,空腹感不是只有胃才感觉得到的。

看看营养的走向就会发现,营养暂时存储的地方,是胃部和肝脏这两个地方。

大脑感知胃、肝脏的营养的存储状态,判断出肚子饿了。那么,肝脏“感到饿了”是怎么回事呢?

吃饭时摄取的碳水化合物,在小肠处被分解成葡萄糖释放到血液里。为了让血液里的葡萄糖浓度(血糖值)保持一定数值,多余的葡萄糖就在肝脏里转化成肝糖储存起来。

过段时间血糖值降低,肝脏内的肝糖又会变成葡萄糖返回到血液里。

特别是脑神经细胞依赖于葡萄糖活动,对血糖值的变化尤其敏感。因此，血糖值降低，大脑就会“感到肚子饿了”。

肚子饿了的时候，大脑有时候会变得茫然一片。这时吃点巧克力，大脑就会恢复正常。这是由于低血糖恢复神经细胞又获得了能量。

肝脏对保持一定的血糖值起到了作用。

大便不是食物的残渣

胃是搅拌机，小肠是榨汁机

做果汁的时候，大家都使用搅拌机还是榨汁机呢？

搅拌机将水果和蔬菜切碎变成液状，果汁里仍然包含着食物纤维。

但是果汁机就只榨出果汁，去除食物纤维。

肠胃和搅拌机和榨汁机类似。

胃就像搅拌机，在食物停留期间将之变成黏稠粥状物。小肠吸收身体必须的营养物质，将残渣送往大肠，就像榨汁机一样。

接着，大肠进一步将水分榨干形成粪便，送往肛门排泄。

那么，从食物中将营养榨出的残渣，是否就是大便呢?

实际上,大便的成分并非如此简单。吃饭时摄入的食物,经过消化管的过程,添加了消化酶等各种各样的东西。进而发生了消化以外的化学变化。

首先,从水分的含量来看,吃饭和喝水等从嘴部进入的量,一天大约有两升。另外唾液和胃液的量大约为七升。

也就是,肠胃里有九升的水分。其大部分都随着营养一起被小肠吸收,到达大肠的仅有一两升。

另外,消化管里附加的成分中,除了水分和消化酶之外还有两种。一个是胆汁。很多人认为胆汁是“帮助消化脂肪的液体”。但是,胆汁的成分里含有由衰败的红血球色素产生的胆红素(呈黄色),以及由胆固醇制造的胆汁酸等杂多物质。胆汁具有一个功能,即将这些不要的物质扔到肠子里。

还有一个是从肠壁上脱落的上皮细胞。每天有两百至三百毫升的上皮细胞,从肠壁上脱落。

食物在消化道里的旅行速度并非一成不变。到胃部的速度相当快,从胃再向前就慢慢前进。最终成为大便需要一天至数日的时间。请参考下页的图。

● **食物成为大便的过程**

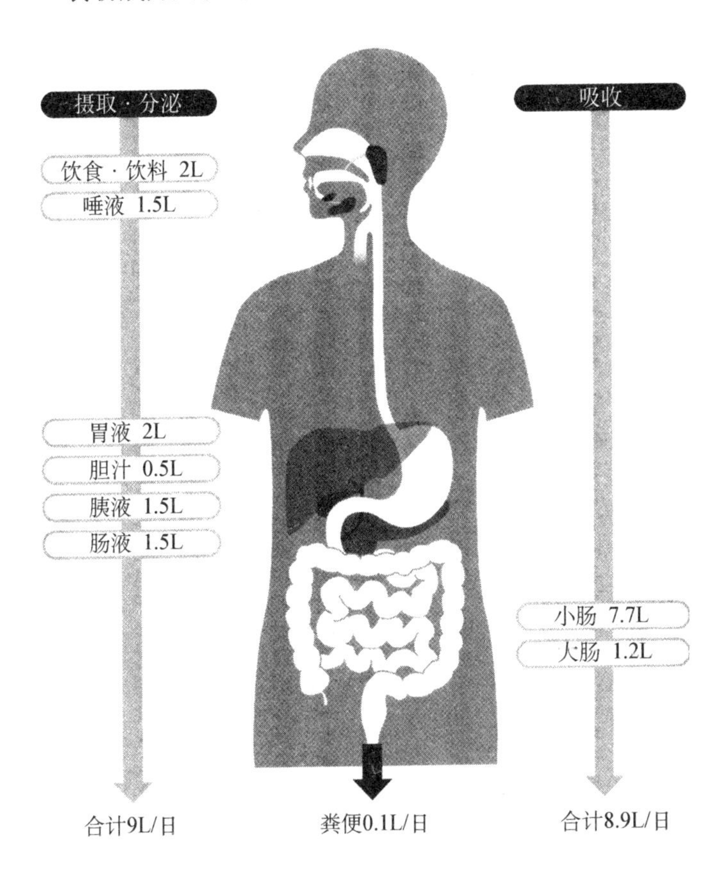
摄取·分泌
饮食·饮料 2L
唾液 1.5L
胃液 2L
胆汁 0.5L
胰液 1.5L
肠液 1.5L
吸收
小肠 7.7L
大肠 1.2L
合计9L/日
粪便0.1L/日
合计8.9L/日

大便为什么是臭的?

大便是臭烘烘不洁的东西——这是一般常识。会话中,特别是吃饭时,大便话题是禁忌。但是,大便如果出不来人体就会崩溃。这是和健康相关的大事。

从嘴部摄入的食物,除了水分和消化酶以外,还附加了肠壁的上皮细胞和胆汁,主要在小肠处被消化吸收。剩余成分被运到大肠,成为大便的原料。

进入到大肠的大便原料,为了成为出色的大便,需要经受两次大的洗礼。

一个是在大肠内部细菌的作用下,分解剩余的营养。此时产生的气体,就是屁的源头。

特别是一种叫色氨酸的氨基酸会散发出臭味。因此,大便和屁会发臭是由于肠内细菌的作用。

另一点,大肠将大便原料的水分进一步吸收,形成固体化的大便。从小肠进入到大肠的时候,水分尚残留一两升,以这种状态从肛门出来,就形成痢疾。因此,随着其在大肠中前进,水分也被吸收。

忍住不大便的话,水分就会被过度吸收,大便变得僵硬,难以排出。这种情况若持续就形成便秘。

忍住的屁会变怎样?

我想,有很多人会忍住不放屁。此时,屁会变怎样?

实际上,被忍住的屁被大肠吸收进入到血液里。然后,在体内循环,一部分融入尿液,通过肺部呼气从嘴里排出。

虽说是从嘴里排出,但由于已经经过体内循环,已经不是屁本身了,但有时候呼气也会发臭,请务必注意。

为何小便的颜色各有不同？

小便为何会被排出？

豪饮啤酒的时候，就会不停要去上厕所。另外，酷暑天运动出汗后，小便颜色会变深。

这样，在这种情况下我们排出的小便颜色和量就会变化。

小便是肾脏制造的。人体左右各有一个肾脏，合计大约重三百克。尽管如此，这是一个流淌着心搏出量百分之二十的血液的脏器。

肾脏的工作就是将体内不要的东西变成小便排出。

大家是不是认为，肾脏只是制作小便，将不要的东西扔掉的脏器呢？

要说肾脏是为何制造小便呢，实际上是为了保持体液的恒常性。

呼吸也好，血液循环也好，全身的细胞是生存下去的重要条件。为此，体液的量和成分保持固定就是前提。然而，对于体液的量和成分，呼吸器官、循环器官、消化器官都没有责任。

体液的量和循环的血液的量相关。过多会血压升高，少了则会循环停滞。另外，体液是细胞生存的环境，成分一旦变动，细胞就会不工作、死亡。

肾脏单独维持内部环境的恒常性——homeostasis①。责任感重大的肾脏为了完成工作，体液里一旦有变化，就指示血压上升，指示分泌荷尔蒙以增加体液的量。

肾脏调节水分和盐分

要将体液的量和成分保持一定，特别要保持水分和盐分的排出量和摄入量。

体内的盐分浓度，是左右人的生命的重要东西。

比如血液里几乎不含钾，钠的含量是一定的。钠浓度一定是百分之零点九，因此无论比这高还是低，细胞都无法生长。

“体内注射的适当盐度”就是百分之零点九。这是生理盐水的浓度。

① 恒常性，原文为外来词。——译者注

如果不慎注射盐化钾，人很快就会死去。血液中的钾不能过多。

活着的细胞外面一定有钠，细胞里面有很多钾。因此，细胞膜有两种生命维持装置。

一个是钠泵。细胞一旦活动，细胞外的钠就进入，细胞内的钠就略有增加。此时钠泵就分解 ATP 分子，利用其能量，将钠排出细胞外，钾回到细胞里面。

另一个是钾通道。这是一种细胞内的钾一旦增加，其浓度差会让一部分钾逃到细胞外的装置。

细胞为了生存，必须将体内的盐分浓度保持在一定值。也就是说，保持恒常性，维持细胞能够生存的环境是肾脏的职责。可以说肾脏支撑着生命。

大家过量饮水、喝饮料的时候，多余的水分进入到体内，为了排出多余水分，肾脏会计算好以便三十分钟后去厕所。

另外，出汗后体内水分减少，盐分浓度变高，小便量也减少，人就会调节排出少量盐度高的尿液。盐分被排出，所以体内盐分浓度就下降。

另外，一旦摄取过多盐分，肾脏就会排出盐分。摄取盐分是简单的，只要吃咸的东西就好了。但是，肾脏排出盐分需要经过数日。

盐分在体内停留，为了保持体内一定的盐分浓度，体液就需要增多。也就是说，变得水肿。血液量也会增加，送往心脏的血液增多血压上升。因此,高血压的人必须控制盐分摄入。

小便黄色的真面目

小便没有“用这些成分,制作出对应的量”这个基准。为何这么说呢,因为这需要随机应变。能否完成就看肾脏的了。

小便的量并未提前决定,所以当然会有变化。正常生活的话,会有一个大概范围。不过,超过正常值的话,就成为判断身体有病的根据。但是,尿液的颜色却没有当成根据。

实际上,舔舔尿液,就能尝到其略带咸味。因为其中溶解了盐分。小便的成分大约百分之九十五为水分,其余是固体。固体里包含着蛋白质代谢使用剩余的气体。

因此,尿液本身不含有蛋白质。一般情况下,蛋白质被肾脏的丝球体过滤之后,尿细管再吸收后又返回到血液里被再利用。但是,肾功能低下的时候,蛋白质没有被再吸收,而是混入尿液中。

此外,剧烈运动后,感冒发烧时,尿液中也会混有蛋白质。若查出有“尿蛋白”,以防万一还是再次检查为好。

另外,小便的黄色真面目为“尿色素”这种色素。

尿色素和大便的颜色一样,来自于胆红素。胆红素是衰败的红血球色素，呈现出黄色。被肠内细菌分解的胆红素，变成尿胆素原，再经由肝脏从肾脏排出变成尿色素。无论如何变化，其来源一样，小便就呈现出黄色。

大脑本身不会感觉到痛

脑细胞是灰色的?

“我的灰色的小小脑细胞开始活动”,这是推理作家阿加莎·克里斯蒂作品中登场的名侦探赫尔克里·波洛每次在快发现事件真相的时候必说的一句话。

实际上脑细胞的确是灰色的。

制造大脑的素材包括灰白质和白质。灰白质是神经细胞的集合,白质是神经纤维的集合。用肉眼观察大脑的横截面可以看到,就像其名字那样,白质的确是呈现出明亮的白色。与此相比,灰白质是暗色的,看起来是灰色。

白质上面有阻断电流的绝缘被膜覆盖着“神经纤维”,这层膜是磷脂质,也就是脂肪,所以是白色的。由于绝缘被膜覆盖着神经纤维,大脑能够将神经情报传达速度提升。

大脑的神经纤维的信息传导是通过电流信号传递的。

其刺激就像下页所示的图那样，多处都附有绝缘被膜，在有绝缘被膜的部分和其他有被膜的部分之间跳跃，刺激就迅猛全速前进。

这叫做“跳跃传导”。跳跃传导构成了总是能进行迅速传导的中枢神经系统。与此相对，末梢神经系统处，被绝缘被膜覆盖的部分和没有被覆盖的部分混在一起，传导速度就降低了。

大脑和脊髓是由灰白质和白质两种素材构成的。灰白质的神经细胞的集合里，集中在脑的表面的叫做“皮质”。只有大脑和小脑的表面有神经细胞集合制作灰白质，其他部分表面没有灰白质集中。

大脑皮质厚度约为二至四毫米。

大脑全体约有一百四十亿个神经细胞聚集，并像蛇腹那样通过制作褶皱来增大表面积。

将大脑皮质的褶皱伸展后，其大小可达一张报纸大小。大脑皮质里进行着说话、创作等人类的高度神经活动。

刚才那句名侦探波洛的台词，意思就是将大脑皮质全速运行来进行推理。

● **电流信号传导解构**

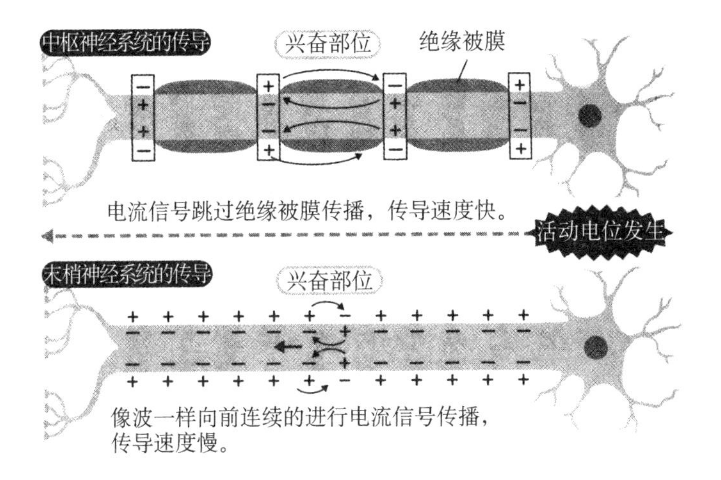

顺便提一句，“大脑的褶皱数量多就聪明”这种民间说法并没有什么道理。

大脑自身不会感觉到痛

构成大脑的是神经细胞和神经纤维。

大脑是像豆腐那样柔软的东西，内侧有三层膜覆盖：软膜，蛛网膜和硬膜，外侧有硬的头盖骨。软膜和蛛网膜之间充满脑脊髓液，这些液体漂浮在大脑中，能吸收震动产生的冲击，所以大脑即便受到稍微冲击也无碍。

但是，大脑是非常重要的器官。为了查知危险保护大脑，其受伤的时候必须感觉到“痛”。

大脑和脊髓构成中枢神经系统。中枢神经系统，能够感受到包括痛苦在内的人体的各种各样的感觉。但是，大脑和脊髓本身感觉不到痛苦。

也就是，大脑的外侧被保护，但大脑内部损坏、生病等事态发生并没有被预想。

但是，覆盖着大脑外侧的硬膜里，有一处末梢神经聚集，能感受到痛的感觉装置。大脑里有溃疡压力增高，硬膜就会产生异变，人会通过“髓膜刺激症状”感受到痛。

实际上，这样的构造不仅是大脑，骨头也是一样的。

在骨头的表面有层“骨膜”覆盖，这里有能够感觉到痛的神经和血管。但是，骨头里面也没有感受痛的装置。

骨头是支撑人体的重要物质。人一旦骨折会痛，是因为骨头表面具有通知危险的信号——痛的感觉能力。

吃刨冰太阳穴会痛的理由

吃刨冰这种极度冷的食物的时候，太阳穴就会痛。这种痛称之为“冰淇淋头痛”。这是个独特的名称，是个正规的医学用语。但是，医学上并未明确其原因。

对此有两种说法。

一个是，嘴里一旦有强冷刺激，通过喉咙的时候，其刺激通过上颚深处的三叉神经传到大脑的时候，就会传达成“痛”，而不是“冷”的信号。

而且，感受到痛的地方不是嘴，而是误传到太阳穴（发生了“关联痛”）。也就是说，产生了痛的混线。

另一种说法是，为了将变冷的嘴变温，欲将血液量增加的大脑血管扩张，一时产生了轻微炎症所以会头痛。

但是，这不是很奇怪吗？

名称是“冰淇淋头痛”，但仔细一想，并不是吃冰淇淋的时候，而是吃刨冰的时候会感到这种头痛。

和刨冰比起来，冰淇淋的温度更低，但是冰淇淋里面含有较多脂肪成分。因此，冰淇淋将嘴里变冷的效率降低了。其结果就是抑制了由冰淇淋引起的头痛。

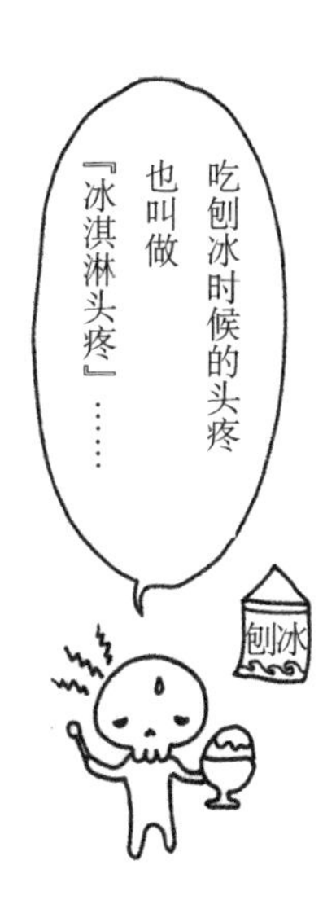

血型的基本形是O型？

红血球的种类有三种，但血型有四种

通过血型判断性格，这经常成为话题。

“你是什么血型？”

即便是初次见面的人，知道是同样的血型也会有种亲近感。为了润滑人际关系，血型性格判断或许具有一定的效果。

但是，在医学上血型和性格并无任何关系。即便如此，人们可以将ABO血型作为会话的契机。

根据孟德尔定律，你的血型是从父母处遗传而来——或许很多人还记得教科书上学的，孟德尔定律就是“父母的特点通过基因遗传，按照某种规则传给子孙”。

那么请看下页的图。A型基因里有“AA”和“AO”，B型有“BB”和“BO”。但是，O型只有“OO”，AB型只有

"AB"。

● **ABO 型基因一览**

◆ ABO型基因一致

孟德尔定律

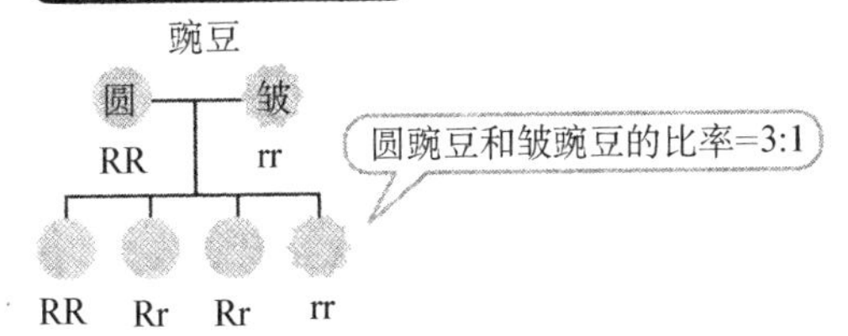

A型的情况

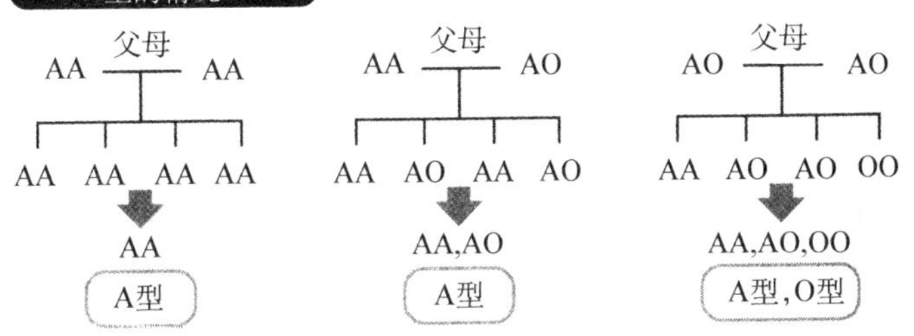

血型的遗传结构

父母＼孩子		生出孩子的血型			
		O	A	B	AB
O	O	●			
O	A	●	●		
O	B	●		●	
O	AB		●	●	
A	A	●	●		
A	B	●	●	●	●
A	AB		●	●	●
B	B	●		●	
B	AB		●	●	●
AB	AB		●	●	●

因此，即使父母都是A型，如果是“AA”和“AA”，那么孩子就是A型，但如果是“AA”和“AO”，那么孩子可能是A型或者O型。

这种ABO血型，是由红血球的细胞膜表面的“糖链（糖像锁链那样连接）”决定的。

红血球的细胞膜表面糖链有三种。但是，正如大家所知，血型有四种：A、B、O、AB。这是为何呢？

首先，O型的糖链称之为“H型物质”。H是Human（人），附着在所有的血型的糖链里。

这种H型物质的末端里，有称为“A型物质（A抗原）”的糖附着的称为A型。H型物质的末端里，有称为“B型物质（B抗原）”的糖附着的称为B型。

但是，AB型的情况下，没有AB型糖链，而是附着A型物质和B型物质（A抗原和B抗原）、H型物质三种。这样形成的四种糖链类型，就是ABO血型。

这种血型，不仅是红血球，在各脏器的细胞表面以及胃液、唾液、精液等分泌物中都存在。也就是，血型不单单表示血液的类型，还表示这个人的细胞层面的类型。

那么糖链为何存在呢？

人是身上聚集着六十兆个细胞的多细胞生物，各细胞之间有必要互相协助。

细胞膜若是完全遮断外界，那就无法协助。因此，糖链就是有必要的。也就是说，糖链的作用就是让细胞们之间连接、识别细胞的种类。

O型血能够给任何血型的人输血?

血型具有重大的意义，因为输血的时候有必要看血型。他人的血液进入自己身体的时候，免疫系统会起反应。输入的血液的红血球的表面有自身的红血球所没有的血型物质，所以免疫系统就判断出有异物。

起免疫反应的血型组合是固定的，没有 A 型物质的人如果输入了含有 A 型物质的血液，没有 B 型物质的人如果输入了含有 B 型物质的血液，就会发生免疫反应。

但是，基本的 O 型的血型物质在任何血型的红血球里都没有，所以不会发生免疫反应。因此 O 型血液，可以给任何血型的人输血。

但是，血液里不止有红血球，还有血浆(蛋白质等融入其中的黄色液体)等成分。

没有 A 型血物质的人(O 型或者 B 型的人)的血浆里，有对 A 型物质其反应的“α 抗体”，没有 B 型血物质的人(O 型或者 A 型的人)的血浆里，有对 B 型物质其反应的“β 抗体”。因此，一旦血型物质和抗体产生作用，发生免疫反应，血液就凝固产生“凝血”现象，或者红血球坏死产生“溶血”现象。

因此，B 型血人如果输入 O 型血，O 型血所带有的“α

抗体"会起反应,A 型血人如果输入 O 型血,O 型血所带有的"β 抗体"会起反应。大量输血的时候,就可能发生血液凝固的现象。

如果是少量输血,因为被稀释(浓度稀薄),所以没有问题。现在 O 型血只有在"紧急情况"下才能给其他血型的人输血。

Rh 是什么?

血液混合后是发生凝血还是溶血,不是取决于 ABO 血型,而且由其他种类的血型物质决定的。比如说"Rh"血型中也会经常出现问题。

Rh 是根据人的红血球中是否含有和罗猴(Rhesus Monkey)相同的血型抗原而划分的血型。

"Rh 抗原"里,有 C·c、D·d、E·e 六种,其中 D 抗原在输血时容易使用,因此具有 D 抗原的人称之为"Rh+",没有的人称之为"Rh-"。

99.5%的日本人都是 Rh+,只有 0.5%的人是 Rh-。

人的血型实际上有数十种之多,但输血的时候最重要的是 ABO 型和 Rh 型。

但是在医疗现场,即便这些都吻合,也不能立刻输血。一定要将接受输血的人的血液和输血者的血液混合,确认不会发生凝结反应之后再进行输血。

人类的祖先只有 A 型

1900 年，奥地利病理学者卡尔・兰德施泰纳首次发现了血型。他将人的血清和其他人的红血球混合发现，有时候血液会凝固，而有时候又不会，从而注意到血液也有类型。

血型发现之初，只知道 ABO 三种类型，但之后又发现了第四种血型——AB 型。之前有 A 型、B 型，第三种叫 C 型不就好了吗，为什么还要称之为 O 型呢？

其理由就是红血球的糖链不仅和 H 型物质，还和抗原联系在一起。在德语里意为“没有”的单词是“ohne”。“O 型”就取其首字母而来。

血型的基本形是 O 型，最简单的构造，所以人们以为人类祖先的血型是“O 型”。

但是，根据 DNA 分析结果显示，A 型是人类祖先这个说法比较具有说服力。

黑猩猩的血型有 A 型和 O 性，大猩猩只有 B 型，猩猩有 A 型、B 型、O 型、AB 型。根据 DNA 的研究，确定了人类、类人猿、猴子的共同祖先是“A 型”。

因此，人是由 A 型祖先诞生下 O 型，然后又产生 B 型，最后诞生 A 型和 B 型的混血“AB 型”。

血管有日本列岛的两倍长

透过皮肤看到的血管为何呈现出蓝色?

流经我们身体的血液。血液是红色的,但透过皮肤看到的血管是蓝色的。这是为何?

透过皮肤看到的血管,全部都是静脉。动脉是在人体的深处,所以看不见。

血管自身的颜色,比如血管壁厚的大动脉是纯白色的,血管壁薄的血管则呈现出半透明的状态。因此我们能够看清流经血管的血液颜色。

原本血液是红色的,以铁为主要成分的血红蛋白这种血色素包含在红血球里。血红蛋白原本是红色的,其特征就是和氧结合成为鲜艳的红色,放出氧之后就变成蓝黑色。因此,血红蛋白里富含氧气的动脉血,就呈现出红色。

与此相对，血红蛋白中失去氧的静脉血是蓝黑色的。一般检查身体时采血都是用的静脉血，很多人看到黑乎乎的血液都会感到大吃一惊。

静脉血看起来呈蓝黑色是由于光的反射。

光混合了红绿蓝三种颜色，这称之为“光的三原色”。通过皮肤到达血管的光里，红色没有反射，被血液吸收，比红色更具有反射性质的蓝色和绿色就发生了漫发射。其漫反射发出的蓝色和绿色被我们看到，血管就呈现出了蓝黑色。

实际上，我们可以通过身体的某个地方看到血管的颜色。那就是眼睛深处的视网膜。借助眼底镜，就会看到动脉是红色的，静脉是蓝黑色的。

因此，在人体模型和人体图鉴上，动脉用红色，静脉用蓝色表示。

计算血管的长度

血管是血液流通的管道。为了将血液送到全身的细胞，血管布满了全身。体内没有血管的地方只有眼睛的角膜和水晶体。

那么，将体内的血管全部连接起来到底有多长呢？

一般来说，大约十万千米（绕地球两周半）。这是非常惊人的长度。但实际测量后并没有这么长。

动脉和静脉等血管的直径和横截面，以及包含在其中的血液量的百分比已经明确了。横截面积可以用“半径的两倍乘以圆周率”来计算。

比如，用血管中最细的直径 8 微米(1 微米等于0.001 毫米)来计算，毛细血管的横截面积是“0.004 的两倍乘以 3.14＝0.00005024”平方毫米。

体内的血液全部加起来大约为 5 升，如果血管全部是毛细血管的话，用 5 升除以横截面积，“5000 除以 0.005024＝995222.92”毫米，大约为 10 万千米。这个数字就是一般所说的“大约 10 万千米”的根据。

但事实并非如此简单。

原因在于，毛细血管中流淌的只是人体血液的百分之五。把毛细血管的长度按照人体血管长度的百分之五来计算，“250(5 升的百分之五)除以 0.005024＝49761.146”毫米，毛细血管就只有 4976.1146 千米这么长。

同样，以动脉和静脉的粗度为基准来计算横截面积和血液量的比例，大动脉的长度是“12.5 的两倍乘以 3.14＝490.625”毫米，再除以血液量 400 毫升，就是 0.000815287千米。

中动脉“2 的两倍乘以 3.14＝12.56”，再除以血液量 250 毫升，就是 0.019904459 千米。

细动脉“0.015 的两倍乘以 3.14＝0.0007065”，再除以血液量 100 毫升，就是 141.5428167 千米。

细静脉“0.02 的两倍乘以 3.14＝0.001256”，再除以血液量 500 毫升，就是 399.089172 千米。

中静脉“2.5 的两倍乘以 3.14＝19.625”，再除以血液量 750 毫升，就是 0.038216561 千米。

大静脉“15 的两倍乘以 3.14＝706.5”，再除以血液量 1750 毫升，就是 0.002476999 千米。

将这些加起来，共计 5515.808052 千米。四舍五入之后全身血管的长度大约为 6000 千米。

和十万千米相比，或许会感到 6000 千米很短。但是，日本列岛的长度为 3000 千米，血管长度为其两倍。

动脉和静脉的结构不同

那么，动脉和静脉由于功能不同，血液的颜色具有微妙差异，结构也不尽相同。

动脉利用心脏波动和血管壁的弹力，把血液送往身体末端。要送至手脚尖端，必须要将血液充分调动出来。由于会施加较高压力，“动脉壁”是厚厚的三层结构，而且还具有充满弹性的圆形。

与此相对静脉是压力较低的安静的血管。将含有从细胞组织中回收的二氧化碳和旧废弃物的血液送回心脏。

静脉是三层结构，“静脉壁”，较薄，是缺乏弹性的平平的形状。这种形状,适合逆重力将血液送回心脏。

静脉通过肌肉反复收缩和舒缓,用挤奶的要领来将血液往上送。在静脉壁里,有一个栓能组织血液的逆流,而且平平的形状难以逆流。走走路,活动活动身体血液循环就会变佳,就是利用肌肉将静脉血送回了心脏。

另外,手腕和脚部深处的静脉,分为数根,缠绕在动脉上。这个配置对保持体温起到了作用。

从心脏流向手脚尖端的动脉血,流经了身体中心部位,其温度便会有所升高。

但是,从手腕和脚部处返回的静脉血,在手脚尖端处被冷却,温度降低。这种被冷却的静脉血液,通过缠绕动脉变暖,以防身体中心部分的温度下降。

非常重要的毛细血管

说到血管,一般强调动脉和静脉。但是其暗处还一种隐藏的存在——“毛细血管”在从事着重要的工作。

毛细血管是一种直径大约只有 1 毫米一百分之一的极细的血管。这个直径是由红血球的大小决定的,也就是大概能让红血球勉强通过的直径。

和动脉、静脉不同,只有一层薄薄的膜包裹的毛细血管,甚至能深入到坚硬的骨头当中。只有软骨组织和眼睛的角膜和水晶体没有毛细血管。毛细血管呈现出网状向各组织渗透。

动脉和静脉就像从树干上长出的分支一样，越往尖端越细，两者的末端部分连接着毛细血管。实际上，将细胞组织里的氧气和营养物质送达，二氧化碳和旧废弃物回收的是毛细血管。

也就是说，动脉和静脉只是流经血液而已。

从心脏处送出的动脉血，在末端部分和毛细血管相连。然后，毛细血管进行物质交换之后，成为静脉的末端部分的静脉血，再返回心脏。

毛细血管的细胞里，留有小孔用来进行物质交换。

血液的流动速度，随着心脏的搏动节奏而变化。和心脏距离最近的、最粗的大动脉最大秒速是 150 厘米。平均是以每秒 50 至 65 厘米的速度前进。这速度超乎想象。

另外，随着血液往前流动，其速度也逐渐降低，毛细血管以每秒一毫米的速度慢慢流淌。

淋巴液是什么样的液体?

淋巴翻译成国语是什么?

淋巴这个词,在拉丁语中意为“清水流”。

淋巴这个词从古罗马时代就开始使用,“淋巴管”在17世纪中叶被发现并广为人知要归功于丹麦医师托马斯·巴托林。

在日本,《解体新书》中第一次出现淋巴,当时叫做“水道”,[①]翻译成“水道”。

为什么“淋巴”是“水道”呢?

血液通过毛细血管连接动脉和静脉进行体内循环。在毛细血管处进行物质交换,所以液体(作为血液成分一部分的液体)有少许渗漏,另外有少许液体回流。

① 日文原文为“ワアテルハッテン”。

从心脏处奔涌而出的血液，慢慢减速，血压也逐渐降低，到达毛细血管的入口处。在这里血压又会升高，在其压力下液体就会渗出。

这些渗出的液体在毛细血管的下游处被回收，而这是通过蛋白质的浓度差来实现的。

物质之间有浓度差的时候，浓度低的一方会向浓度高的一方转移物质。我们称之为“渗透压”。制作酱咸菜的时候，给黄瓜撒上盐，多余的水分就会渗出，这也是利用了“渗透压”。

血液中有蛋白质，血管外面则没有。因此，隔着血管壁，有股力量将外面的液体牵引到浓度高的血管内。一般盐水这样的电解质（离子）称为渗透压，这种情况下蛋白质巨大分子的渗透压称之为“胶质渗透压”。

这样，渗出的液体量若返回、获得平衡就“可喜可贺”了，实际上有的液体渗出后便再也没有返回。其量是血流量的大约两千分之一。

淋巴管就成了迷路的那部分液体的通道。淋巴管的工作就是将从毛细血管溢出来的液体，从另一条途径回收返回到静脉。

淋巴管被译作“水道”，正是来源于这个作用。

脚水肿是为何？

长时间持续站立，或者久坐在椅子上，就有时候会脚水肿。特别是女性会遇到“脚水肿，靴子拉链拉不上”这种情况。

为什么脚会水肿呢?

运动不足而一直站着的话，肌肉的力量无法推动静脉血，血液怎么都到达不了心脏。这样一来，毛细血管里就会有巨大压力，产生液体渗漏现象。

本来淋巴管应该将之回收。淋巴管的结构也和静脉一样。淋巴管是扁平的形状，内壁里有栓。身体一旦活动，在肌肉的作用下淋巴管就时而压缩，时而扩张，淋巴液就流动起来。因此，身体如果不动，淋巴液和静脉血就一起停滞不动。

这样，无法返回的液体便滞留发生水肿。但是一旦活动脚步，走动走动，淋巴液就被血管慢慢回收，水肿便会消解。

和男性相比，女性多发水肿。这是因为女性血液中蛋白质的量比男性要少。也就是说，血管的胶质渗透压较弱。因此与其说是淋巴管的原因，倒不如说是静脉的问题。

营养失调的时候也会发生同样的情况。发展中国家的孩子由于饥饿，营养失调，肚子便会变大鼓起来。这也是由于蛋白质不足，胶质渗透压低下，无法回收的液体滞留在腹部导致的。

● **淋巴系统的全体图**

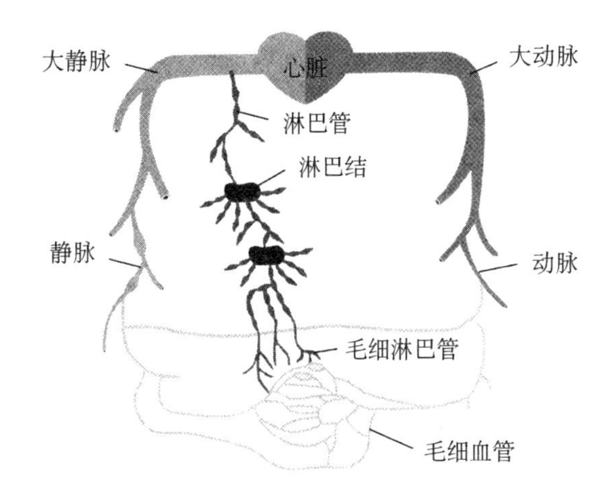

对淋巴管而言,免疫是顺带工作

如果没有淋巴管,渗漏的液体便无法返回,发生水肿。进行乳癌手术,切除腋下的淋巴结,淋巴管就会堵塞,手腕就会呼呼地鼓起来发生浮肿症状。

很多人都认为淋巴管是免疫器官吧。但是正如前文所述,本来它就是从毛细血管中渗漏出的液体的回收容器,是循环器官的一部分。

但是淋巴结里“还”聚集着免疫细胞,因此也成为了免疫系统的据点。

和血管的“毛细血管”一样,淋巴管也有从主干上分出来的“毛细淋巴管”。淋巴管的末端是敞开的,因此不仅是水分，其他的异物等任何东西都可以进去。以这样的状态回到静脉是非常危险的。

因此，淋巴管里随处有淋巴结这个过滤装置，在这里进行处理，变成无害物质再返回到静脉。

将所有东西都一股脑儿吸收进来的淋巴管，是外敌和异物的绝好目标。作为对策，淋巴结里聚集了免疫细胞，对抗敌人。免疫细胞里有淋巴球等，能和细菌和病毒作斗争。

这样，淋巴结承担了防御之门的工作。

但是，淋巴管所搬运的不仅仅是多余的物质和异物。

在肠道里吸收的营养物质里，像葡萄糖和氨基酸这样的分子很小的物质能进入到毛细血管里，但也有些进入不了的物质。这就是脂肪。脂肪进入淋巴管，通过淋巴管再回到静脉。

● **淋巴结是免疫系统的据点**

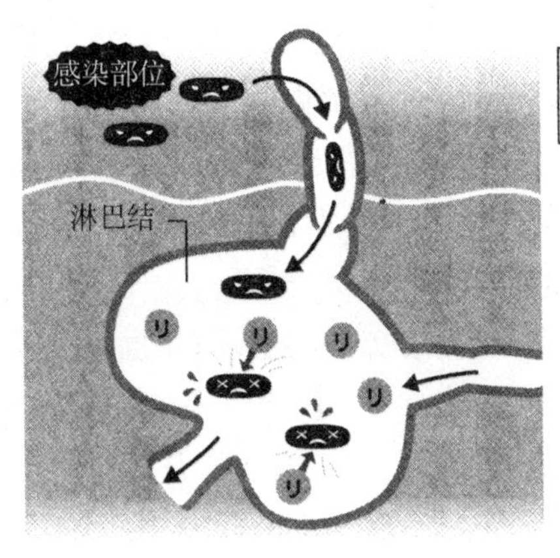

淋巴结为何会肿大?

有淋巴结的地方,是人体内突出部位的根部。因为头部突出,在根部的脖子;手腕也突出,在根部的腋下;脚也突出,在根部的腹股沟。触摸会感觉到硬硬的滑溜溜的东西就知道是它了。我们全身约有八百个淋巴结。

这些地方就好像淋巴液返回途中的关卡。

聚集防卫部队免疫细胞,检查嫌疑者,判明为恶人的就击退,阻止其侵入。

也就是说,淋巴结肿大痛、发热的时候,是有某些病原体侵入,淋巴球们在进行战斗的证据。战斗完成之后,巨噬细胞等贪食细胞就会把病原体的残骸吃掉。

贪食细胞,就像其名字那样,发现异物便会将之蚕食,将它们进行分解处理,就像清洁工一样。

淋巴管沿着动脉前进,在内脏的附近也是连绵地存在着。在内脏领域,淋巴结之所以必要,是因为内脏和外界相接。通过呼吸,在呼吸器官里,会有尘埃垃圾、细菌、病毒入侵。吃饭之后,病原体也会和食物一起侵入到消化器官。为了防卫,内脏领域也具备淋巴结。

因此,解剖遗体的时候,几乎肺周围的淋巴结都是漆黑色的。因为这里的淋巴结聚集着从外界吸入的灰尘和排气等。

打喷嚏和咳嗽、打嗝有何不同？

和新干线一般速度飞散出来的喷嚏和咳嗽

在电车里，看见不捂住嘴就打喷嚏或者咳嗽的人，就会有种嫌弃的感觉，担心对方的飞沫会到自己身上。

不仅是感觉，实际上，飞沫是可能真的飞到你身上的。

喷嚏的速度是和新干线一样的，时速约 300 千米。

因此，对打喷嚏反应“啊”，赶紧掏出手帕来捂住口鼻，已经迟了。它已经到了你身上。

而且，如果这个人患了感冒，一次喷嚏可以有大约两百万个病毒飞到三米开外，咳嗽的话大约有十万个病毒飞散到两米外。不能认为“不在附近真好”就放心。

打喷嚏和咳嗽是身体的防御反应

打喷嚏和咳嗽给周围人造成了麻烦,本人也感到烦人。要是不会打喷嚏咳嗽就再好不过了。

为何会打喷嚏、咳嗽呢?这是要排除欲侵入体内的异物。也就是“身体的防御反应”。

空气里有眼睛看不到的灰尘、垃圾、花粉等过敏物质,很多感冒病毒和细菌浮游其中。

人将这些东西和空气一起吸入,鼻粘膜收到刺激,发生反射性的吐气就是喷嚏。因为是短暂吸气后爆发性的吐气,就吐出了口鼻处附着的异物、滞留的分泌物。这个分泌物是痰。

用纸捻给鼻腔挠痒痒,闻到辣椒就会打喷嚏,是鼻黏膜受到了刺激产生的现象。

咳嗽的时候,不仅是鼻子,气管和支气管的黏膜受到刺激而排出东西。然后排出气管和支气管里残留的异物和分泌物。此时,大口吸气后爆发性的吐气,在吐气之前一瞬,喉咙的声门(空气的通道)就会暂时关闭。

打喷嚏的时候,闭嘴,气流从鼻腔里冲出。咳嗽的时候,嘴张开,气流从喉咙处容易出来。

但是,患上感冒的时候,也容易拉肚子或者肚子不舒服。肚子不舒服而打喷嚏、咳嗽的时候,可能有人有过大便失禁的经验。这也是有理由的,大可放心。

在进行打喷嚏、咳嗽这种强气流吐出的时候,腹壁的肌肉强烈收缩,腹压上升。长时间咳嗽的话,肚子会痛就是这个原因。

本来,肛门括约肌收缩着可防止大便漏下,打喷嚏、咳嗽的反射发生得太过于迅速,来不及反应就发生了失禁。

● **打喷嚏的结构**

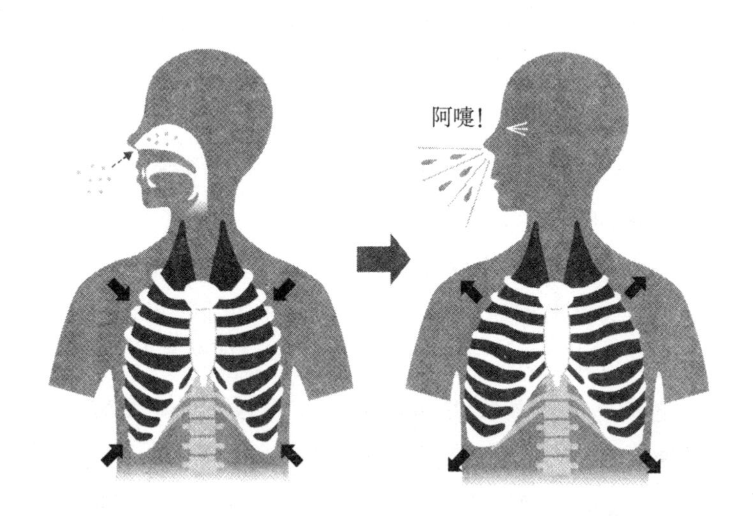

● **咳嗽的结构**

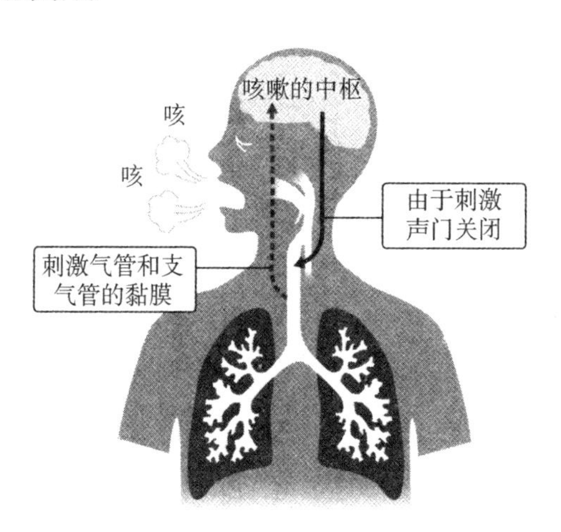

打嗝儿是胎儿期的残留?

打喷嚏和咳嗽是空气的通道里黏膜受到刺激而产生的,与此相对,打嗝儿是横膈膜的强烈收缩,也就是发生痉挛。

横膈膜是分割胸和腹部的肌肉隔层,食道和胃部不舒服的时候,吃东西产生刺激的时候就会打嗝儿。这不是体内的防御系统,这种现象对于健康并无特别作用。

打嗝儿的"嗝儿嗝儿"声,是声带紧张变狭窄,气流急速被吸进发出的声音。

实际上,胎儿在母亲的腹中也会打嗝儿。

大概从十六周开始，孕妇就会感觉到胎动的“嗝儿”声。这被称之为“打嗝儿样运动”，胎儿通过活动横膈膜，促进自身通往肺部的血液循环。也可以说，婴儿在“嗝儿嗝儿”地进行呼吸练习。

鉴于以上原因，就有“打嗝儿是胎儿期的残留”这种说法了。

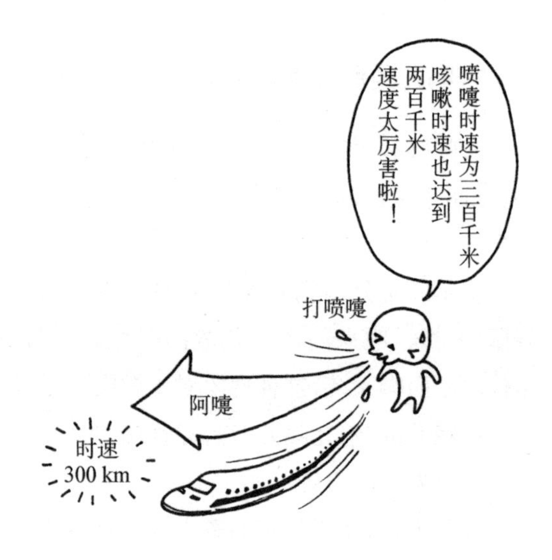

体脂测量器为何能测出脂肪量？

体脂计的结构

我们有时候会看到，在拳击赛之前，进行称重的时候，选手们都会减少哪怕一点点体重，拼命弄出汗、去厕所。

这样，体内的东西排出，体重便会减少。在去厕所前后，有时候会相差1000克。

但是，脂肪是囤积在细胞里的东西，无法通过厕所排泄。应该是仅仅附着在身体内，那么站上“体脂计”，为何一天之内会有变动呢？

这是为何呢？

体脂计是如何计算体内脂肪量的呢？

水能导电，我想大家都知道。内脏和肌肉里包含着血液这种水分，因此可以导电。与此相对，脂肪具有难以通电的性质。体脂计就是利用了这一点性质。

体脂计上放脚的地方是银色金属的电极板。

在这里通上微弱的电流，通过计算体内发生的电流抵抗（电流流动受阻程度），计算出内脏和肌肉的水分、脂肪的比例来计算出脂肪率。

也就是说，体内电流通过顺利的话就判断出“水分很多（脂肪很少）”，身体脂肪率就很低。

因此，刚洗好澡出来，用湿湿的脚踩上体脂计，电流就比较容易通过，脂肪率就会降低。另外，刚喝过酒的人身体处于脱水状态，水分含量减少，测出的脂肪率便会有增高的倾向。

在一天之内，早上起来测的话，由于睡眠中未摄入水分，脂肪率会变高。

这样，由于身体状态的变化，体脂计测出的数值也会有变化。

代谢症候群的人容易产生体脂率误差

体脂计已经预先输入了人的身高、年龄、性别等大量基本数据信息。在此基础之上，体脂计再以这些数据为准，推算出体脂率。

● **用电阻来测试体脂的“体脂计”的结构**

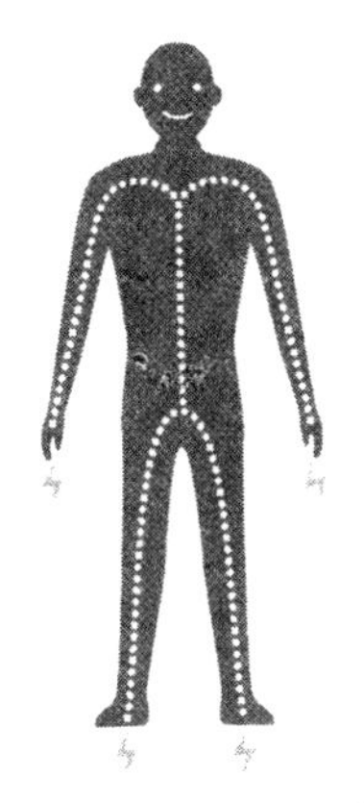

测试双手双脚的情况

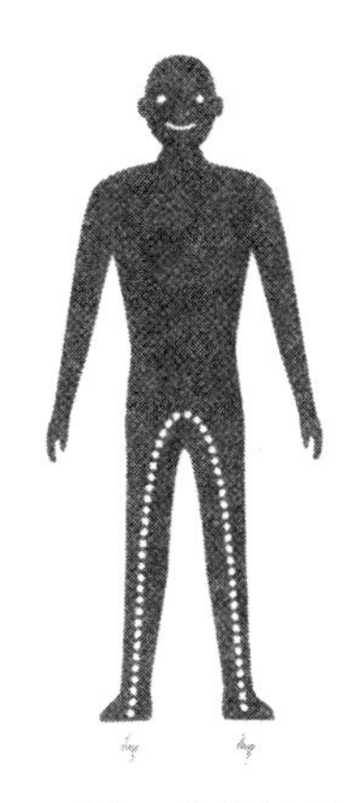

测试双脚的情况

也就是说，表示的数值只是推测值，并非实际的体脂率。大家如果是一般的体型，一般都在基本数据上下允许的误差范围之内吧。

但是代谢症候群的人，由于基本数据和一般人相差较大，就容易产生误差。

这样啊，
体脂率只是推测值。
或许我应该再试试
其他的体脂计！
我没有
体脂啊……

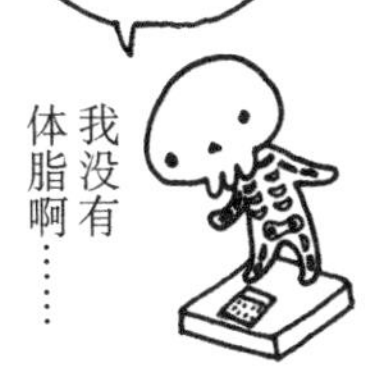

CT和MRI的差异和结构

照X射线的CT

将自己体内的样子用横截面图像显示出来进行的检查是CT和MRI。体检也有这两项检查，两者看起来一样，不过获得图像的方法不同。

CT是"Computed Tomography"的简称，日语中叫做"电脑断层摄影"。这是类似伦琴射线的扩展检查。

CT的检查器围绕身体转一周，从各个方向照射"X射线"，检测出投过的X射线量。"X射线"对于体内吸收较多部分显示为白色，对于容易通过X射线的部分显示为黑色。用计算机计算体内分布的黑白的比例来进行成像。

顺便提一句，X射线是放射线的种类。1958年德国物理学家威廉·康拉德·伦琴博士发现，有一种具有穿过物质的不可思议的光线，因此X线被称之为"伦琴射线"。

放射线具有肉眼无法看见的非常小的粒子和光一样的性质，根据波长的不同分为 α 射线、β 射线、γ 射线、X 射线等。其中 X 射线和 γ 射线是具有高能量的光。两者的差异是，X 射线是电子放出的电磁波，γ 射线是原子核释放出来的电磁波。

X 射线照射人体后，遇到构成身体的分子，要么消失要么散乱，因此数目有所减少。我们把这个称之为“X 射线被身体吸收”。

只是，用 X 射线围绕身体转一周进行摄影，就会遭受到很多 X 射线的辐射。最近得到了很大改善，但和单纯的伦琴摄影相比，被辐射的量还是多了。

MRI 的真面目

与此相对，MRI 是“Magnetic Resonance Imaging”的略称，日语中称之为“核磁共振成像法”。CT 利用 X 射线，而 MRI 是利用强磁石产生的磁场，摄出体内氢的分布状态。

人的身体是由蛋白质、脂肪、水等分子构成。

这些分子都含有氢，用巨大的磁铁发出和 FM 收音机一样的电磁波照射身体，体内的氢原子就运动起来，产生电磁波。通过从体内产生的电磁波，就能够检查氢原子的量。

● **MRI 的结构**

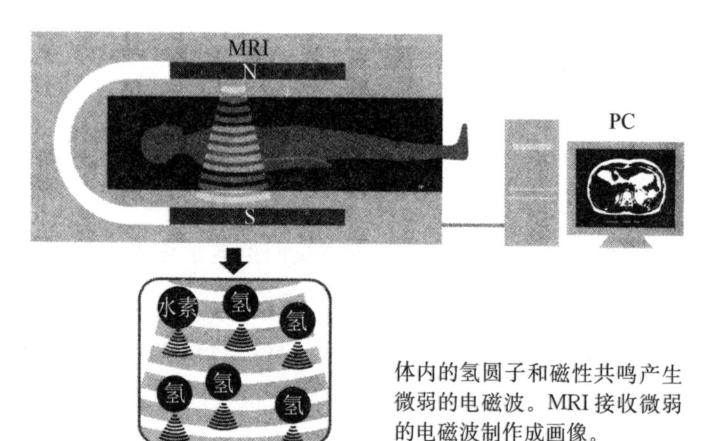

体内的氢圆子和磁性共鸣产生微弱的电磁波。MRI 接收微弱的电磁波制作成画像。

这和微波炉的原理一样。

微波炉对食物发出叫做短波的电磁波，食物中含有的水的分子开始震动摩擦生热，食物就热了。因此，接受 MRI 检查的时候，体温也会上升一点。

这项检查没有受到辐射的危险，但难点是检查需要花费较多时间。另外，体内置有起搏器这种对磁铁有反应的东西的人，以及被关在狭小空间有禁闭恐惧症的人并不适合采用这项检查。

CT 和 MRI 都拍摄人体横截面照片，实际上大家在检查中看到的图像并非是真正的照片，而是以拍摄搜集到的信息为基础，电脑经过处理后重新形成的横截面图像。

超声波检查和鱼群探测机一样

看图像进行的检查里，还有一个叫做“回声”的超声波检查。

和CT、MRI相比，这是一般人难以看懂图像。但是这项检查具有一定优点，比如它是小巧的，在门诊可以方便地进行检查。

正如其名字所说，这项检查是用超声波去探测物体，把从体内弹射回来的反射波成像，和山间回音以及鱼群探测机是一个原理。

音波和光一样都是笔直前进的。

但是，遇到坚固的东西和密度高的东西、密度低的东西等等物质并不均一的地方发生反射。没有障碍物就不会发生反射，声波笔直向前。反射就表明了那里有物质。

山的回响遇到的是山，鱼群探测机遇到的是鱼群。

在进行超声波检查时，从声波开始返回的时间开始计算距离，将体内的样子可视化。

医疗技术日渐进步，最近一种叫做“彩色多普勒”的超声波检查出现了。

大家有没有听说过“多普勒”这个词呢？

救护车和警车的警灯靠近的时候有声音很高，开远了声音就会变低。这就是“多普勒效果”。

将这个性质用到超声波检查上,就是“彩色多普勒”。

超声波遇到物质被反射的时候,一旦碰到靠近的东西,频率就会变高,遇到远离的东西,频率就会变低。通过观察这个频率的变化,可以知道血液的流动。血液的速度的变化用颜色表示出来:流过来的血液是红色,流向远处的血液是蓝色。

这样,检查仪器巧妙地利用自然现象,对医疗做出了贡献。

Part 2

有趣得让人无法入睡的人体

想跟某人诉说的人体的故事

——第二部分

跪坐的时候脚为什么会发麻?

由于居住环境发生变化,人们在榻榻米上的生活也变少了。不过我们日本人仍然经常有机会需要跪坐。偶尔跪坐的时候,我们的脚会发麻,年轻人尤其如此。

跪坐脚麻是由于暂时的血液流通障碍。

在脚上,有负责肌肉运动的"运动神经"和感觉痛、冷的"知觉神经"。

一旦跪坐,体重就压在脚上,血管受到压迫,血液的流通状况就变差。这样一来,肌肉和神经的氧气不足,就会产生暂时的麻痹。运动神经产生麻痹,脚指就只能笔直伸展无法弯曲,所以无法站立。知觉神经的感觉变迟钝的话,即便掐脚也没有任何感觉。

这是暂时的情况，只要改变姿势或者站立起来，脚部血液流通恢复正常，知觉神经的感觉也就会恢复。麻痹状态改善的时候，脚上就会有“麻麻的”感觉。我们称之为脚麻。

但是，一旦习惯了跪坐，即便脚部血管受到压迫，脚也不会麻了。也就是说，“脚部的血液流通没有变差”。

实际上，动脉具有必要时变粗或变细的性质。一旦习惯跪坐之后，和通过脚部的粗动脉并行的细细的岔路动脉便增大了。因此，即使长时间跪坐，脚部也能获得足够的血液，就不容易脚麻了。

为什么可以忍住小便？

内急但周围找不到厕所的时候，我们也能够忍住小便。此时，小便能够被膀胱锁住而不泄露，是由于“外括约肌”能够根据自我意志来进行肌肉控制。

膀胱的出口处，有和自己意志无关的“内括约肌”和能够根据自我意志来进行肌肉控制“外括约肌”。其作用就像闸门一样。通过这两道肌肉的张弛作用，尿液从膀胱送至尿道，进行排泄。

一般来说，一旦有了尿意，膀胱就会收缩，同时出口处的内括约肌就松弛了。接着，在自我意识的作用下，人会松开外括约肌进行排泄。膀胱内有两百五十至三百毫升左右尿液的时候，就会产生尿意。

膀胱是由肌肉构成的，它会根据尿液量的多少，像气球那样伸缩。排空的时候，膀胱壁有一厘米的厚度，积满尿液的时候，膀胱被拉伸，膀胱壁只有三毫米厚。膀胱的容量是六百毫升左右。这是人能忍受的极限。

为何嘴唇是红色的?

嘴唇为何是红色的呢?

动物的身体颜色往往和色素相关。但是嘴唇的颜色却和色素无关。

皮肤由三层结构组成:表面能看到的表皮，其下方的真皮，再下方的脂肪组织。真皮层里具有感知冷热的结构和毛细血管等。

但是，嘴唇的表皮极薄，几乎都是真皮层。因此在嘴唇表面，真皮层毛细血管的血液能够透过表皮被人们看到。也就是说，血液的红色让人的嘴唇看起来是红色。

皮肤白的人晒伤后变红的原因

为什么在同样地点同样时间，皮肤晒伤后皮肤白的人会更容易变红?

光具有波的性质。从波峰到另一个波峰的距离叫做“波长”。紫外线里混合着各种各样的光波，有波长长的和波长短的。波长短的无法到达地表,中波长的能到达皮肤表皮,长波的能到影响到表皮下方的色素细胞。

皮肤变红是由于中波长的紫外线刺激表皮细胞,细胞产生了一种能够使血管扩张的叫做“前列腺素”的物质。血管扩张血液量就增加,因此皮肤白、薄的人血液就透过皮肤,呈现出红色。

另一方面,长波的紫外线,将黑色素氧化,使其变成黑色。通过让皮肤变黑,能阻止中波紫外线更多地侵入。这就是晒伤之后,全体一旦不均匀,就会形成斑纹的原因。

手术服为何是蓝色的?

医院的医生护士诊察时穿着白衣,但手术的时候都穿上蓝色手术服。为什么手术服是蓝色的呢?

实际上这里有着科学的理由。

那就是“为了防止残像”。一直看着某一种颜色之后,将视线转移到其他地方,刚才看的颜色就会残留在眼睛里。这就是残像。

手术中,长时间看着红色的血液和脏器,视线抬起来之后眼睛里仍有残像,由于眼睛的辅色作用,白色看起来就成了蓝绿色。

这是由于一直看着红色,视网膜对红色的敏感度降低，而对于作为辅色的蓝色和绿色敏感度则变高。我们的视觉，如果一直盯着一种颜色的话，就会由于反作用生成对应的辅色。这就是辅色作用。

手术中如果看到晃来晃去的残像，那么眼睛就会疲倦而无法集中精力进行手术，诱发错误。也就是说，为了防止手术的失误，人们就穿着红色的辅色——蓝色——的手术服。这叫做“阴性残像”。

据说以“更多光”而著名的德国文学家歌德发现了“阴性残像”。歌德在派对上被身着红裙的女子吸引了眼球，一直盯着这位女子看的时候，发现了“残像现象”。这段轶事果然是文学家才有的啊。

各位，试着一直凝视红纸后，再将目光移到白纸上。是不是恍惚看到了蓝绿色的残像呢？

帝王切开是翻译错误

现在外语精湛的人多了，大家都能检查出翻译的错误。以前很少有人能发现错误，错误的翻译也就大行其道了。

一个代表性的例子就是，将不是自然分娩，而是破腹产取出婴儿的方式叫做“帝王切开”。

帝王切开是拉丁语，即“section caesarea（开腹分娩）”。“caesarea”是“切开”的意思，但是却将这个词误译成了“Caesar(凯撒·帝王)”。这个词一直到现在都没有改正,而是成为了正式的名称。

凯撒(拉丁语发音为西撒),是古罗马的军人、政治家。也有的字典将帝王切开这个名字解释成源自于凯撒是破腹产诞生的,或者是凯撒的名字来源于破腹产的诞生。但这些都是错的。

德语中破腹产叫做“kaiserschnitt”。这就是“皇帝的切开”的意思。总觉得这是在由拉丁语翻译成德语的时候产生的误解。鉴于以上原因,帝王切开和凯撒没有任何关系。

医学和希腊神话的意外的关系

WHO的旗帜里有蛇？

大家知道WHO(世界卫生组织)的旗帜里画着的图案吗？

是一根手杖上缠着一条蛇。这根手杖是希腊神话里出现的医学神艾力彼所持有的，被称为“艾力彼的权杖”，成为医术·医疗的象征。

将艾力彼的权杖象征化、被称为“STAR OF LIFE(生命的光辉)”的标志而在全世界使用，日本的救护车上也有这个图像。

手杖是生命的象征。

另外蛇会蜕皮成长，也有人认为其具有“返老还童”的意思，象征着不灭的生命。

● **艾力彼的权杖是医疗的象征**

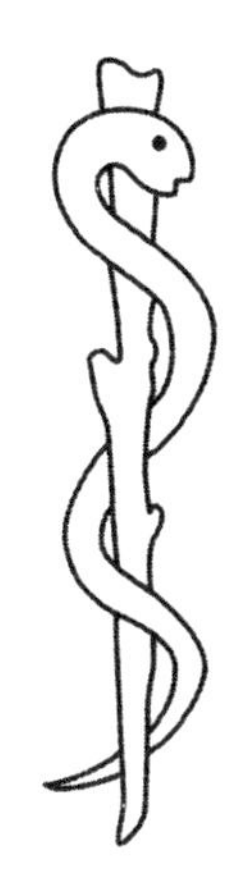

跟骨腱的故事

实际上医学用语里有不少来自于希腊神话的故事。

脚踝后连着的人体最大的肌腱，就是跟骨腱。

这个名称来源于希腊神话中出现的英雄阿其里斯。

大海女神忒堤斯，为了让儿子阿其里斯变成不老之身，将阿其里斯浸到地狱的斯特库斯河里。此时，她抓住了阿其里斯的脚踝，因此这一部分没有变成不死之身，而成为其唯一弱点。因此，特洛伊战争发生之后，阿其里斯被敌人帕里斯斯用箭射穿脚踝而死。

阿其里斯腱一旦损伤，就无法走路，因此作为“致命的弱点”，人们将这个大腱命名为“阿其里斯腱”。

医学的历史，始自于古代希腊。希腊人才辈出，如医学的始祖希波克拉底，罗马帝国时代把古代希腊医学体系化的加仑等等。

当时大家都使用希腊语。到了古罗马时代，很多人就开始使用拉丁语。但是只有医生使用希腊语。因此医学用语很多都是希腊语。

其中，从希腊神话中引用的表现还残留不少。这是当时生命观中哲学思想的浓厚表现。

比如具有强力镇痛作用的吗啡来自于睡神修普诺斯之子梦神墨菲斯，因为其具有像做梦那样将痛苦移除的作用。

另外，肝脏疾病患者腹部的静脉一旦扩张，血管就呈放射状浮到皮肤上。这个样子和希腊神话中出现的“美杜莎的头”的蛇很像，因此称之为“美杜莎之头”。

不仅是希腊神话，有时候德国的民间传说也会出现。负责呼吸的器官发生问题，睡眠期间有时候会发生呼吸停止。这种病态称之为“温蒂妮的诅咒”。这来源于一个传说，即和人类男性结婚的水精温蒂妮痛恨丈夫的谎言故对其诅咒，丈夫就在睡觉的时候停止了呼吸而死。

这么说来，看起来艰涩难以接近的医学术语其实也蛮亲切的吧。

黑瞳孔和蓝瞳孔看到的颜色不同?

感知光的波长的椎体

横架在天空中的美丽彩虹。

彩虹是太阳遇到雨中水滴,分散到各处,形成七彩颜色。

太阳光里含有各种各样的光。照射到地球表面的光,照射到我们身边的所有物体上,然后反射。这种反射回来的光进入到人的眼睛,我们就“看到了东西”。因此,没有光就看不见物体。

太阳光里所包含的各种各样的光具有不同的波长。某个地方只反射波长短的光,看起来就是蓝色的,某个地方只反射波长长的光,看起来就是红色的。

能感知到光的,是眼睛深处的“视网膜”,相当于相机胶卷的部分。在视网膜里挤满了有感知光的视细胞和将这些信息传递到大脑的神经细胞。

视细胞里，有能够识别颜色但感觉度不高的“椎体”和只能识别黑白色但感觉度高的“杆体”。

能获取光的波长的是“椎体”。在“椎体”里，有吸收红、绿、蓝三种，通过光的吸收率来区分波长，识别颜色。

实际上，在哺乳类中能够享受到五彩世界的，只有人类和猴子。比如猫狗就没有感知色彩的椎体，它们看到的世界就是千篇一律的黑白色。

瞳孔的颜色不同的原因

眼睛被比成相机，相当于光圈的就是虹膜了。虹膜就是从正面看眼睛的时候，在黑眼珠中能看见的部分。在虹膜的正中央，为了让光通过，有一个叫做瞳孔的窗户。虹膜里包含着黑色素，色素多的话就是黑色和茶色，少的话就是蓝色和绿色瞳孔。

黑色素具有阻止紫外线的功能，色素少的话，就会有超过需要的太阳光进入。蓝色眼睛的人由于黑色素较少，比黑眼睛的人更容易受到紫外线的影响(即便如此，在滑雪场等极端强光照射的地方，无论黑眼睛蓝眼睛都需要戴墨镜以保护眼睛)。

人们根据住在地球何处，产生了相应的进化，变得逐渐适应环境。也就是说，住在赤道附近日照强烈的地方，人的眼睛变黑；相反距离赤道较远，日照较少的地方，人的眼睛就越接近蓝色。在北欧，常看到蓝色眼睛的人。

不过也有例外。因纽特人虽然住在北极附近，但眼睛是茶色的。一般认为这是由于雪会产生强反射所致。大家在去滑雪的时候，也会感到一望无垠的银色世界非常耀眼吧。这就是同样的道理。

那么，是否眼睛的颜色不同，看的方法也不同呢？

严格来说，光反射进入到人眼里的量不同，会产生微妙的颜色差异。但是，一般看物体，颜色和看的方法都没有什么差别。这是由于进行颜色识别的是视网膜。

另外，黑色素较少的欧美人，眼睛里进入了过量的太阳光的时候，就会感到耀眼，为了保护眼睛需要戴太阳镜。这并非只是装腔作势。

黑色素在皮肤和毛发里也存在。欧美人由于黑色素很少，皮肤也白，也有不少人是金色头发。

为什么看到耀眼的光之后就什么也看不见了？

在没有光的黑暗地方，无法看书，也不知道穿的衣服是什么颜色。这是视细胞的性质，在黑暗的地方“椎体”无法工作，只有“杆体”能够看到东西。

房间忽而明亮，忽而黑暗的时候，虹膜伸缩，瞳孔大小改变，来调节到达视网膜的光的量。这种“对光反射”是检查脑死亡的重要征候。医师用手电筒照射死人的眼睛，确认瞳孔张大不再动，就可以判断其死亡。

我们在从黑暗的地方走到明亮的地方之时，一瞬间会感到耀眼，很快又习惯。

这就是“明适应”，在视网膜里感知光的视细胞的色素体，产生了化学变化，变得无法感知光。

从明亮的地方到黑暗的地方的时候，暂时什么都看不见，是因为眼睛适应需要时间。这段时间大概是三十秒至一分钟左右。这叫做“暗适应”。要再次合成产生化学变化的色素体，需要花四五分钟。

“明适应”和“暗适应”合称“明暗适应”。

那么，遇到强光照射时，就和从暗处到明处一样。也就是说，由于是“明适应”，所以眼睛立刻习惯了。

实际上，“黑暗夜路也能看到的时候”和“在晴好的滑雪场上感受到耀眼强光的时候”，光的量有一百万倍的差异。瞳孔的直径的变化约为两倍，到达视网膜的光只能调节五倍。

在视网膜的感觉度方面，“椎体”和“杆体”能感觉到的光强度相差一千倍。通过转换“椎体”和“杆体”，可以适应一千倍的光的量的变化。

● "明适应"和""暗适应

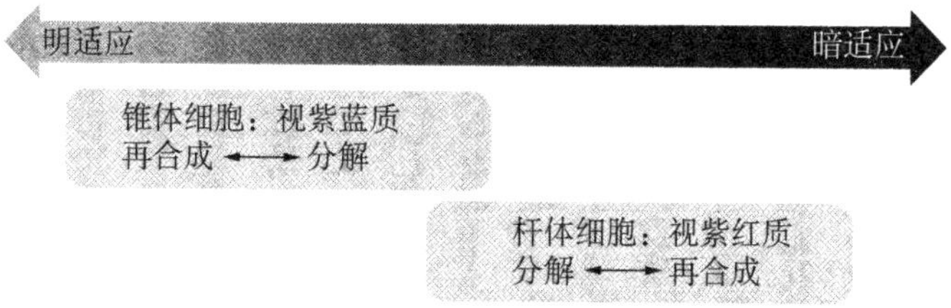

明适应 ←→ 暗适应

锥体细胞：视紫蓝质
再合成 ←→ 分解

杆体细胞：视紫红质
分解 ←→ 再合成

杆体细胞里含有一种叫做视紫红质的物质。视紫红质在黑暗等弱光的地方会产生作用，遇到强光则会分解从而看不见东西。突然从黑暗处到明亮处，人会感到耀眼看不见东西就是这个原因。但是，过段时间视紫红质又会再次合成。

与此相对，锥体细胞对强光产生反应。锥体细胞里含有一种叫做视紫蓝质的物质。这种物质遇到强光也会分解，再次合成需要时间。在遇到稍强的光亮时，会发生和视紫红质一样的反应。

长时间看手机视野会变模糊的结构

眼睛也会对焦不准

好不容易拍了张纪念合影，结果没对好焦，这会非常让人失望。

但是，如果自己的眼睛所看到的场景也没对好焦，日常生活就会产生问题，这就不仅仅是失望的事儿了。

为了能够看清东西，我们必须将光好好聚拢到视网膜上。"看远的东西"和"看近的东西"必须调整光的通道——镜头的厚度。

我们的眼睛调节焦点是依靠一个叫做水晶体的透明镜头。水晶体和一个叫做毛样体的肌肉相连接。这个肌肉在看近的东西时就会收缩，水晶体变厚，光的折射变大；看远处的时候，就会松弛，水晶体变薄，光的折射就会变小。以此来调节焦点。

长时间对着电脑、手机，或者看书的时候，因为一直对焦，毛样体一直紧张。持续紧张的话，由于疲劳，对焦调节就无法进来，视界就会变得模糊。这就是“眼睛疲劳”。视界模糊的时候，就是眼睛疲劳的信号。那就好好休息，让眼睛放松下吧。

所谓“眼睛不好”?

近视、散光，必须要通过眼睛、隐形眼镜来调整对焦的时候，就是“眼睛不好”。

那么是什么引起了近视和散光呢？这是眼睛的焦点问题。看物体的时候，从物体上反射的光，首先到达前面的“角膜”，发生很大的折射。角膜为了让光通过，保持着透明性，没有血的通过。光不会散射，而是折射，帮助在视网膜里成像。

但是，视网膜里如果仅仅有光，就无法看到东西的形状。外界来的光无法正确对焦的时候，就形成模糊的图像。视网膜要将进入到眼球的光的刺激变成神经信号，这和对焦无关。

因此为了对焦，“水晶体”要调整厚度，将焦点对准想要看的东西。

但是角膜和水晶体的折射率变强，眼球会沿着光轴变长，在视网膜的前面形成焦点就是“近视”了。因此，用眼镜和隐形眼镜的凹透镜来矫正，使得焦点能在视网膜上。

与此相对，“远视”就是角膜和水晶体的折射率变弱，眼球在光轴的方向上变短，焦点在视网膜的后方。因此，通过眼镜和隐形眼镜来矫正，让焦点和视网膜重合。

另外，角膜表面的形状并非是完全的球形，也有的是歪曲的。因此，根据图案的不同，焦点的位置也会有差异，光就无法聚集于一点了。在这种情况下，使用只有一个方向有折射的圆筒形透镜，可调节进入角膜的光。

另外，很多人都经历过“老花眼”。一旦过了四十，远近调节就基本上变难了。原因是，水晶体失去了弹性变得坚硬，若是要强硬对焦，很快就会疲劳。

只有看近处的时候需要戴上老花镜，或者使用眼镜上下焦点距离不同的透镜。

年纪再大一些后，水晶体本身就会变透明，逐渐变白浊。这就是“白内障”。

这样就逐渐看不见东西了，眼镜或隐形眼镜都无济于事，便只能动手术了。

● **眼镜的对焦方法**

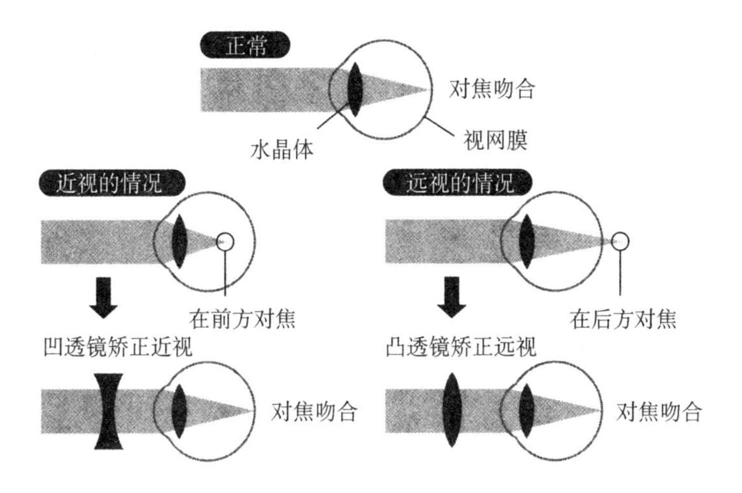
正常
对焦吻合
水晶体
视网膜
近视的情况
在前方对焦
凹透镜矫正近视
对焦吻合
远视的情况
在后方对焦
凸透镜矫正远视
对焦吻合

摇晃的电车中也能看书是因为……

眼睛具有“防止手抖功能”

在电车里，旁边的人在读报纸、杂志的时候，你有没有头部不动而只是转动眼球，去偷偷窥视过呢？

眼睛可以上下左右运动来看东西。这是因为眼球上连着六块肌肉。为什么需要六块肌肉呢？因为虽然身体和头部都能运动，但是这些能肌肉能保持一定的视线，将看到的图像变成静止的。

也就是“防止手抖功能”。

试试看，将这本书拿在手上看看，头也上下左右动动。

结果怎么样呢？

视线固定在书的某个位置，文字还是完全看得清楚的。接下来，脸不动，将书上下左右转动试试。眼睛应该无法追随，无法读取文字了吧。持续这个动作的话，眼睛就会转动，感到不舒服。

“活动脸”和“活动书”，这两者看的方法是完全不同的。这里不仅涉及到眼睛，还涉及到耳朵的问题。

大脑具备感知脸的运动，以及与之适应的运动眼球的功能。将头上下左右运动的话，耳朵深处里的“半规管”这个地方就能感知到旋转运动。这个信息一旦被传到大脑，大脑就会将“眼球要转向和头的转向不同的方向”这个指令送达眼睛的肌肉。

通过这个反射性的作用，即便身体和头在运动，进入到眼中的成像也不容易模糊。

由于这个“防止手抖功能”的作用，我们在运行的电车中也能够读书。

身体的平衡在耳朵中获取

平常可能没有意识到，保持身体的平衡感觉是非常重要的。平衡感觉一旦发生问题，外界和自己的位置关系的安定就会丧失，就会产生头晕的感觉。这就叫做“眩晕”。

承担平衡感觉的器官位于耳朵里。

我们通过“三半规管”（由三根像智慧之轮一般的、叫做“半规管”的半圆形的管子组成）和其中心部位存在的

“前庭器官”来感受到身体的运动。

这些就像袋子一样，装着有毛细胞（这里密集着一种叫做“感觉毛”的毛）和淋巴液。

受到和身体运动一起流动的淋巴液的刺激，有毛细胞能够感觉到运动。

三半规管主要对头的转动产生反应，前庭器官对头的上下左右运动产生反应。因此，这些器官如果不能正常工作，就会丧失平衡感，视线变得不稳定，走路都会困难。

人们容易认为眼睛和耳朵是不同的器官，但实际上两者是有关联的。

- **眼球随着头的运动耳洞**

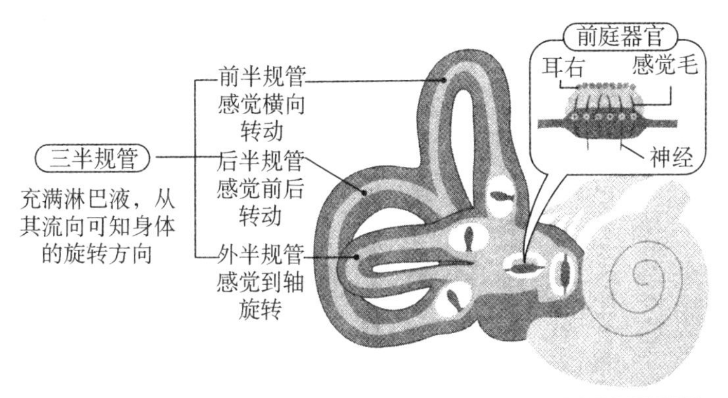

前庭器官感觉到加速度

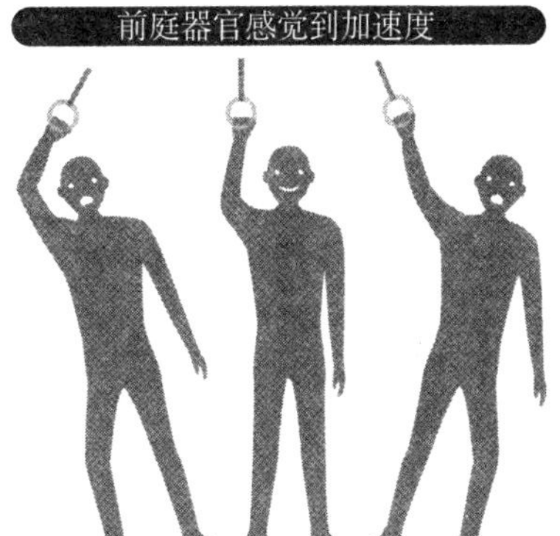

急停车　行走中　启动时

感知到左右的运动

半规管感觉到头的转动

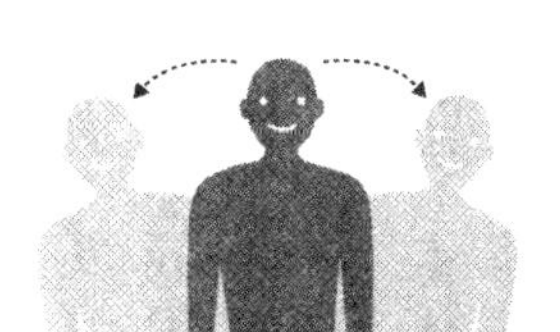

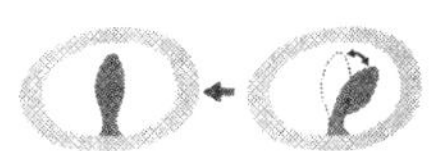

头的转动引发
淋巴液的流动，
感觉毛倾斜

人能忍受多大的噪音？

如何区分声音？

听不清别人说话声音的时候看，很多人都会把手掌放到耳朵后面吧？这样一来，声音就变清楚，从而听见。

耳朵能看见的部分叫做“耳廓”。

耳廓具有将声音集中的功能。手掌放在耳朵后面，就增加了耳廓的面积，就容易听清楚声音了。另外，据说耳廓凹凸不平，是为了将微妙的声音进行识别。

构成耳朵形状的是软骨，耳垂里却没有软骨。这里只有脂肪组织，可以穿耳孔。

正如大家在理科课程上学到的土电话[①]那样，声音就是空气的震动产生的。

---

① 用一根棉线连接两个纸筒（或易拉罐）做成的简易电话。——译者注

通过耳廓收集的声音，又通过外耳道这个声音的通道到达了“鼓膜”。鼓膜是一个直径约为一厘米，厚度零点一毫米的珍珠色的，具有橡胶一般弹力的薄膜。

声音进入后，大的声音产生大震动，小的声音产生小震动。这种震动传达到附着在鼓膜上的“耳小骨”。耳小骨是身体中最小的骨头，是由比米粒还小的镫骨、砧骨、锤骨三部分组成。在这里将过大的声音调节变小。

然后，声音的震动传到堪称中心部位的“耳蜗”部分。就像其名字那样，这是个被蜗牛形状骨头所包裹的器官，里面并排着能感知到声波的感觉细胞。

根据声音的高度不同，感觉细胞反应的位置也不同。就是像钢琴键那样，按“do”就只会出来“do”的那种结构。寻找对声音的震动产生反应的按键（细胞），再前进到键盘之上。蜗牛入口附近是高音，深处是低音的反应区。

这样，一旦找到按键，其刺激就会传递给大脑，就能判断出是何声音。这种声音的传递被称作为“空气传导”。

大家在听自己声音的录像或录音时，是否感觉到好像在听别人的声音呢？

用耳朵听到的声音里，有通过空气传导的声音（空气传导）和通过头骨传导（骨传导）的声音。

自己发出的声音是通过骨头传达的。

但是录音却是通过空气传导的，所以听起来跟自己的声音不一样。

但是，这个声音和平常别人听到的你的声音是一样的。

也就是说，传导的方法是不同的。

● 声音列表(电子)

120	飞机引擎附近
110	汽车喇叭(前方 2 m)
100	电车通过时的高架桥下
90	大声独唱、吵闹的工厂内
80	地铁车内(窗户开着的时候)、钢琴
70	吸尘器、吵闹的办公室
60	普通会话、门铃
50	安静的办公室
40	深夜的市内、图书馆
30	耳语
20	树叶互相碰到的声音

＊声音的大小

人耳朵感受到的声音大小，即便是物理上相同强度的声音，也会由于频率的高低而导致听到声音强度的不同。

因此，我们测试和人耳听到的声音大小相类似的音量，测试到的数值称为噪音值，单位是“分贝”。

人能够忍受多大的声音？

对于人来说，声音并不一定是舒服的东西。自己喜欢的音乐，对于正在睡觉、工作的人来说就是打扰。

另外，平常没注意到的声音，在焦虑的时候就会感觉到烦。

先排除这些精神方面的因素，人在生理上所能忍耐的声音是多大呢？

我们一般用分贝(dB)来表示声音的单位。树叶吹动的声音大约为20分贝，轻声细语为30分贝。

在日常生活中，感觉到“安静”是在四五十分贝以上，所希望的声音是40至60分贝。超过这个数值，人就会感到“吵闹”，产生压力。

地铁车内开窗时的声音是80分贝。这样的声音如果一直持续，食欲就会降低，甚至有产生听力障碍的危险。

汽车喇叭和电车通过的高架桥下的声音是100分贝。这样的声音会让心脏扑通扑通直跳。

飞机的螺旋桨和附近听到的打雷声是120分贝，超过这个数值耳朵就会痛，达到作为肉体上的痛苦的“忍受的界限”。

在喷气式飞机的附近，声音为140分贝。这种情况下，人的听觉技能已经失常了。

另外，超过150分贝的时候，耳膜就会破裂。

在电车中有时候会听到耳机中的音乐漏出来，旁人也能听到。这种音量过高，有产生听力障碍的危险。

最小的骨头起最大的作用来传递声音

具有鼓膜和耳小骨的部分称之为“鼓室”，这个空间里充满着空气。虽然眼睛看不见空气，但它具有产生压力的作用。气压随着高度增加而降低。

乘飞机、坐高层楼房的电梯的时候，气压下降后，耳膜外侧的气压就降低，耳膜内侧的气压增高。由于这种急剧的气压变化，耳膜就会鼓向气压低的一方，耳朵就会嗖的一声。

此时，大家咽一口唾液。在耳朵里，有一个叫做耳管的和鼻子、喉咙相连的空气的通道。通常是关闭的，但咽口水、张大嘴的时候，瞬间打开，通过释放空气来调节气压。

通过这个作用，一旦咽口水，耳膜内外气压就会一样，耳膜不适便会消失。

“如果这样的话，一直将耳管打开不就行了吗?”或许有人会这样想吧。

但是，鼻子和喉咙是和外界相连的，耳管打开的话，就会有很多细菌侵入。患了感冒很容易得中耳炎，也是由于耳朵和鼻子相连。

即便冒着这样的危险，也要让鼓室里充满空气是为何呢？这就是刚才所说的，声音是由鼓膜通过耳小骨传递的。

我们真正分辨声音，是用上文提到的耳蜗这个器官。耳蜗里充满淋巴液。

将空气中传来的声波传到淋巴液是非常困难的。空气和水的密度不同。空气的震动是轻的，到了水的表面便会返回。

因此，通过耳小骨，鼓膜的震动由于杠杆原理变成一点七倍左右。

通过这个作用，高效率的声音震动的大约百分之六十能够传达到耳蜗。另外，附在耳小骨上的肌肉也起着声音大的时候保护耳蜗免于损坏、抑制声音过大的作用。

耳朵为了收集声音而长成不可思议的形状，这种精巧的结构真让人惊叹呀！

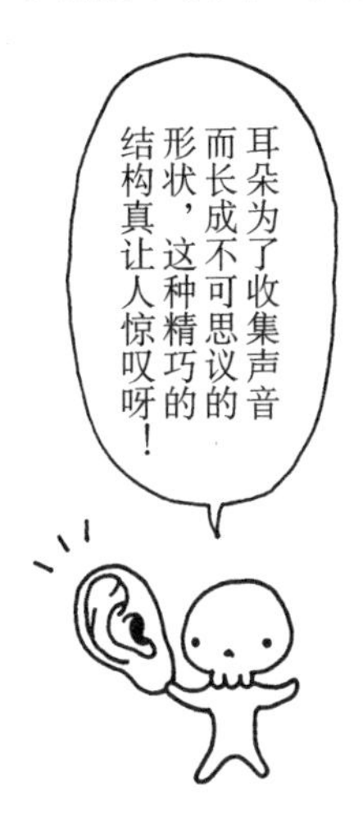

鼻孔为何有两个？

鼻孔是交互呼吸的

鼻孔为何有两个呢？

另外，很多人都认为左右鼻孔是同时呼气吸气的吧。

但实际上，鼻孔是交互进行呼吸的。

身体不需要太多氧气的时候，一侧的鼻甲（鼻子里黏膜覆盖的褶子）膨胀（充血），以阻塞空气通过。这样，就让一侧的鼻子休息，提高呼吸的效率。也就是说，鼻子进入了节能模式。另外，也意味着让敏感的嗅觉休息的意思。

左右的鼻孔交替使用后，无论是哪一侧吸进的空气都增多了。这样一来，也就成了“高效率鼻”，左右鼻孔的嗅觉能力里也会产生差异。交通状况好的一侧，就会具有更好的嗅觉。

● **让一侧鼻子休息，提高呼吸效率**

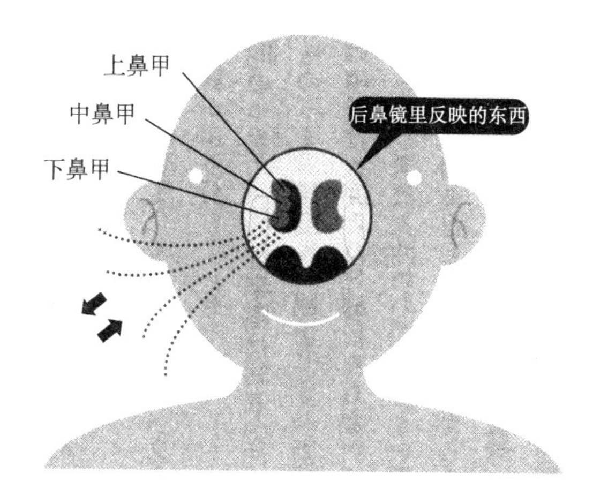

左右交换的周期因人而异，大概是一至两小时。

如何能闻到味道呢？

嗅觉是保护自身免遭危险的重要感觉。

动物的嗅觉非常发达，但是人类由于文化生活，嗅觉逐渐退化。即便如此，生活中嗅觉还是扮演着重要角色。

能感受到味道的，是鼻腔最上面的如一张邮票大小的嗅觉器。这里有嗅黏膜，其中的“嗅球”这种接受细胞，能够感知到味道。

就像甜味、苦味、辣味这种基本的味道那样，味道也具有原味。

腐败味、刺激味、醚、樟脑、麝香、芳香、薄荷，嗅球能够区别这些味道。

人的味道的接受细胞大约有500万个。据推测，狗大约有2亿个，其敏感度比人要高得多。

狗的灵敏嗅觉是人无法相比的，比如通过闻汗的一种成分来进行比较，狗的能力是人的一百万至一亿倍。

那么，鼻塞的时候就闻不到味道，是因为此时无意识地就用嘴进行呼吸，空气的流动改变，无法到达“嗅球”。

正常呼吸的时候，在鼻腔中，空气流到下方，味道就扩散了。因此，通过急促的呼吸，空气到达“嗅球”的效率提高，就能更好地感觉到味道。

但是，嗅觉是非常敏感的，也容易疲劳，所以最初能闻到味道，过一会儿就变得钝感，什么也闻不到了。就算是煤气味儿也感觉不到了。由于嗅觉的钝感，就会发生煤气中毒。

为何捏住鼻子就尝不出味道?

捏住鼻子就尝不出味道

我们品尝食物的味道,并不仅仅是依靠纯粹的味觉。实际上还受到味道很大的影响。

假设面前有个草莓味和蜜瓜味的刨冰。捏住鼻子去品尝,就很难分辨出这两种刨冰,不知道吃的是哪种,只会感觉到"甜"。草莓味和蜜瓜味的糖浆,表现在香料的味道和颜色上。

相比其他的感觉,味觉对外界的刺激更为敏感,受到视觉和嗅觉很大的影响。特别是没有味道的时候,虽然能知道甜的和辣的,但无法感觉到"好吃"。

味道和气味都是"受容细胞"对特定物质产生反应,这种刺激通过神经传递到大脑被识别。

也就是说,无论哪种最后都是被大脑所识别的感觉,食物吃到嘴里，同时受到味觉的刺激和嗅觉的刺激，大脑对于这种感觉来自何处是分辨不清的。

我们将两者的刺激都综合作为“味道”的要素来获取。

人在将食物吃到嘴里的时候，首先要通过气味来确认食物是否安全。如果判定为“安全”，就放心放到嘴里品尝味道。因此，品尝味道和气味是一体的，综合的感觉。

因此，鼻塞或者捏住鼻子的时候，闻不到气味，也会影响到味觉。

如何感觉到味道?

请在镜子前面好好观察你的舌头。

是不是有一面是疙疙瘩瘩的呢?

这个颗粒状的东西是一种叫做舌乳头的凸起，这里有着感受味道的器官“味蕾”。因为长得像花蕾而得名。舌头全体拥有五千至一万个味蕾。

我们将食物嚼碎，和唾液充分混合的食物成分，到达味蕾尖端的小孔，从这个孔里进入。这样，味觉细胞将这种刺激传递给大脑，人便感觉出了味道。

人能识别的基本味道即“咸”“酸”“甜”“苦”这四种。

但是，现在海带、鲣鱼花等“美味”也成为一种基本味道被逐渐认识。顺便提一句，“辣味”是通过痛觉器官感知的，是痛的一种，并不属于味觉。

在舌乳头里，有丝状乳头、菌状乳头、轮廓乳头、叶状乳头这四种，除丝状乳头外，其他的都具有味蕾。但是，一下子吃冷的或热的食物，味蕾就会麻痹，尝不出味道。体温是能够最敏感品尝出味道的温度。

一般认为菌状乳头的味蕾在婴儿期就能看到，随着年龄的增长也会减少，成人则难以确认。

但是有人证明，成人后菌状乳头里还有味蕾。九州牙科大学副教授濑田祐司，在三十岁还是研究生的时候，大胆从自己的舌头上取下五厘米的正方形组织片，用显微镜对切片进行观察。

他发现，组织片里有十几个菌状乳头，其中含有味蕾。这样，研究者用自己的身体做实验，证明菌状味蕾在成人身上也存在。

● **“味蕾”细胞有 5000 ~ 1 万个**

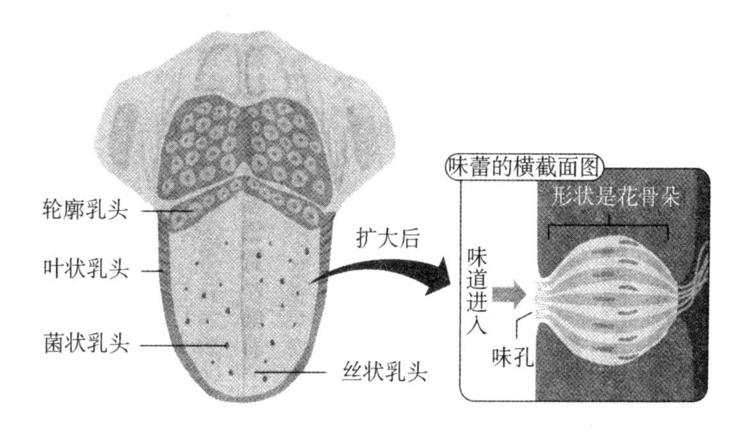

敏感的皮肤和钝感的皮肤

皮肤里有五种感觉

手指受伤贴上护创膏之后，翻书就不便了，抓东西也不方便，平时没感觉的动作也变得困难了。手的感觉——皮肤的感觉不同了。

皮肤具有防止有害物质从外部进入、保护身体内部的功能，能够遮光、热，缓和撞击时的冲力，防止细菌繁殖和感染。

大家一定注意到了吧，贴上护创膏，脸上哪怕是沾上一根头发也会有违和感。这就是叫做“触觉”的感觉。皮肤具有能够感知到触觉、压觉、痛觉、温觉、冷觉这五种感觉的感觉器。

触觉是“皮肤碰到了东西”，压觉是“感到压力的感觉”，痛觉是“感到痛的感觉”，温觉是“感到温热的感觉”，冷觉是“感到冷的感觉”。

有意思的是，温觉和冷觉在16至40度左右最能起作用，15度以下和40度以上，痛觉就起反应，就会感到痛。

这是一种防御反应，洗澡水太热就会感到“痛”，就会保护身体免遭危险。

但感觉也并非越敏感越好。如果指尖太过于敏感，偶尔碰到东西便会感觉到不快。

对必要的感觉敏感，对多余的感觉钝感，这对于感觉是非常重要的。

脸对于被触摸很敏感

要评价皮肤的敏感度有两个方法。

一是“对稍微有点距离的两点的刺激，是否能够判断为不同刺激”。

这叫做“两点识别阈”，即便指尖只距离两三厘米，也能够区别出这两种差别，所以能够识别出盲文。

另外，在手掌心写上小小的文字也能够明白，但在手背上写上大大的文字也不知道。也就是说，手背是意想不到的钝感。

在嘴唇、鼻子、脸颊上是5至10厘米，在脚趾和脚心是10至20厘米，在腹部和胸部、背部、手腕、脚上是30至45

厘米的距离，这样才能够识别出“两点受到了不同的刺激”。

大家看到“2 至 3 厘米”这个数值，会认为感觉非常敏感吧。但还有另一个评价方法，即“能够感觉到多大强度的刺激”。这被称之为“阈值”，是测量压迫力的强度的。

在这个方法中，脸和舌头是 5 至 10 毫克，手指和肚子、胸部、手腕是 100 毫克左右，脚是 150 至 200 毫克，和手指相比，脸更为敏感。

这样，即使说是敏感，这两者之间（对施加压力的识别和对刺激位置的正确判断）总存在一定差异。

这是有理由的。

手指通过物体的形状和触感来判断，脸则不判断物体的形状和触感（这是当然啦）。我们的脸上一旦碰到一点点东西，就会判断为“危险”而避开。也就是说，作用的差异在敏感的性质上产生了差异。

此外，温度和痛的感觉也不同。在全身的皮肤里，有感觉到温热的温点和感觉到冷的冷点，感觉到痛的痛点。

但是，指尖上的冷点痛点非常少。鼻黏膜和胸部的冷点较多，这些是变冷了就很麻烦的地方。前臂和大腿的痛点较多，这是一般衣服保护住的部位。

指尖是容易受伤，受到冷气影响的部位，对冷和痛的感觉迟钝，但对热的感觉敏感。

虽然都叫皮肤，但根据部位不同，其作用也有差别。因此产生了敏感和钝感。

瓶子的盖子和螺丝向右转的理由

手腕的动作是三种运动的组合

试试转动你的手腕。你可以做各种各样的动作吧。仔细看看手腕的运动，就会发现这些都是由三种运动组成的。

一个就是“过来过来”的动作。这是弯曲、伸展的动作，朝手掌心弯曲，向手背伸展的运动。

第二个是做“再见”的动作。这是外转、内转的运动，将手腕朝大拇指倾斜，朝小拇指倾斜的运动。

第三个是“拧毛巾”的动作。这是顺时针旋转、逆时针旋转的扭动手腕的运动。

其中，“过来过来”和“再见”的动作只有手腕的运动，按住手腕的稍稍下方也能够完成动作。但是，第三个“拧毛巾”的动作就无法完成。

为什么会这样呢？第三个“拧毛巾”的动作和手腕的骨头有关系。从手腕到肘部叫做前臂，这里有两根骨头。手腕一旦扭动，这两根骨头便会连着被扭动，就能够做出扭动的动作。

因此，如果把手腕下方稍稍按住，骨头就被固定，就无法完成扭动的动作。

那么，将瓶盖盖上、打开的时候，就是进行第三种运动。盖的时候，右撇子的人从外侧转回，进行“逆时针”旋转。然后要打开的时候，则是向内旋转，变成反向的“顺时针”旋转。

将瓶盖关上，将螺丝拧紧，不仅需要拧，还需要力气。此时是用的哪个肌肉呢？我们来确认下吧。

试着让肌肉隆起一个球。

此时，你的手心应该是面向内侧的状态。

也就是说，手腕是在向内侧捏紧的状态。不这样便没有力气。

尝试着将手背放在内侧隆起一个肌肉球。如何？这便没有力气，肌肉松松垮垮的。

形成肌肉球的肌肉，叫做上臂二头肌。

用力关上瓶盖，拧紧螺丝的时候，一定需要弯曲胳膊肘。如若不然，上臂二头肌便没有力气。

接着，瓶盖和螺丝便顺时针旋转，也就是向右旋转，从而松开。

● “内转”和“外转”的运动

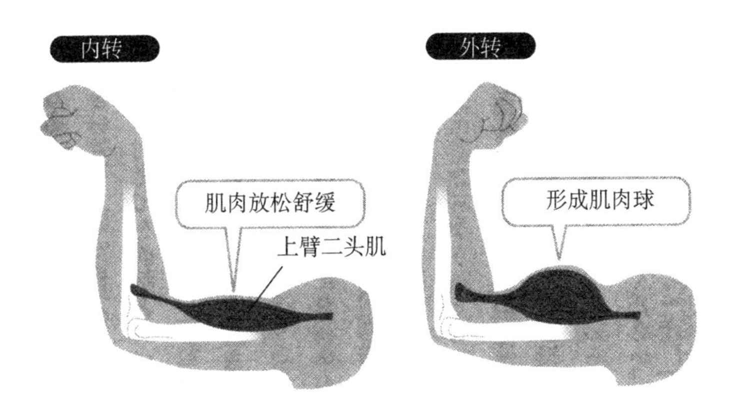

这就是我们平常习惯右手的理由，在解剖学里，右撇子的人在右转的时候，比较容易用力。

转瓶盖和把手时的差异

用右手旋转东西的时候，会觉得“逆时针旋转”更容易。只用右手握住方向盘的时候，比手劲儿的时候，将瓶盖朝着相反方向旋转的时候，用右腕更加安定。

这是怎么回事呢？

仔细一看，旋转瓶盖和转方向盘，动的关节的部分不同。盖瓶盖的时候，前臂是内外的旋转运动。但是转动方向盘的时候，是在肩关节处将上臂骨（从肘部附着到肩部的一根骨头）咕噜咕噜旋转的“回旋运动”。

通过回旋运动,有力量进入的肌肉是大胸肌这个胸前的肌肉和广背肌这个背上的肌肉。也就是说,在这两个肌肉的作用下,用右手逆时针旋转方向盘的时候,就会产生巨大的力量。

相扑运动员很少肩酸

肩的结构意外的没有支撑

平常一般都感觉不到手臂的重量，但疲劳的时候，肩酸的时候，手臂就变得无力，这是很多人都有的经验。

实际上手臂意外的重，单侧手臂重量就是体重的十六分之一。体重 60 千克的人，一边的手臂就有 3.75 千克，两个手臂就有 7.5 千克。因此，支撑着手臂的肩膀，总是保持着紧张。

肩膀由身体前侧细细的锁骨、身体后方的肩胛骨这两根骨头构成。这里连接着手臂，从结构上来说其实是没有支撑的，附着在肩胛骨上的斜方肌这个大肌肉等辅助增强骨骼。

"僧帽"[1]是天主教修道士所披的头巾，由于形状相似而得名。

由于斜方肌支撑了两条胳膊的重量，即使静止不动肌肉也是收缩的。肌肉每次收缩都需要使用能量，因此只要垂下手臂，就在不停地消耗能量。

为了生产能量，就需要氧。血液循环不好的时候，氧就无法送达。为了让血液循环变好，就可以活动肩膀。

但是日常生活中即便活动手臂，也几乎活动不到斜方肌那里的肩膀。因此斜方肌的血液循环很容易不畅通。而且，用手臂提东西的时候，物体的重量都施加在斜方肌上，其负担就更加重了。因此发胖后胳膊就变重，对肩膀的拉力也就增大了。

这样斜方肌持续紧张，血液循环不好的状态就是"肩酸"。

相扑运动员很少肩酸

经常进行用手臂突然抓取运动的人，斜方肌很发达。比如说相扑运动员。他们的肩膀隆起。那就是斜方肌，不是脂肪。

斜方肌一旦发达，支撑手臂的力量就增强，就不容易

① 日语中斜方肌汉字写作"僧帽筋"。——译者注

肩酸。相扑运动员之所以不太会肩酸，是由于斜方肌被锻炼的结果。

因此，防止肩酸的有效方法就是要活动肩膀使得血液循环变佳，或者锻炼斜方肌。具体方法可以是揉揉肩膀，或者自己动动肩膀。这是很多人都在进行的运动，也是自有其道理的。

"五十肩"[①]的真面目

肩膀平常运动很少，但一旦要运动的话就可以咕噜咕噜地转动，转动区域很大。这是因为肩关节呈现出球形接受容器的形状收缩着。然而，由于接受容器较浅，一旦施加负荷，球体就会松垮，也就是肩膀掉落(脱臼)。

人的身体是完成度很高的东西，为了让肩关节没有那么容易掉落，肩胛骨的前面和后面都有四块肌肉紧紧包裹着肱骨。

和其他部分的肌腱相比，从这些肌肉中出来的肌腱更长，呈现出板状。

这些腱子卷住肱骨的样子，就像白衬衫的袖口那样，被称作"rotator cuff"。Cuff(cuffs)是"袖口"的意思，在日语中译作回旋肌腱板，意为回旋肌的袖口。

① 又称"肩周炎"。——译者注

回旋肌在防止肩关节脱落方面是一种很好的结构。肩关节的接受容器很浅，而且镶嵌在具有骨头的狭窄空间里，是非常精妙的结构。

另外，肩关节随着年龄的增长也变弱，更加容易受伤。只要有点刺激就会受伤，在狭窄的空间里发生炎症就会肿起来。

这样便会疼，没有力气举起手臂。这种状态就是所谓的“五十肩”。也就是说，“五十肩”的主要原因是由于“回旋肌的损伤”。炎症引起急性“五十肩”的时候，不去活动而保持安静是非常重要的。

但是，如果一直不动的话，肩关节的可动区域就变小，疼痛消失能动之后，“熨斗体操”是有效果的。就是拿

● **回旋肌**

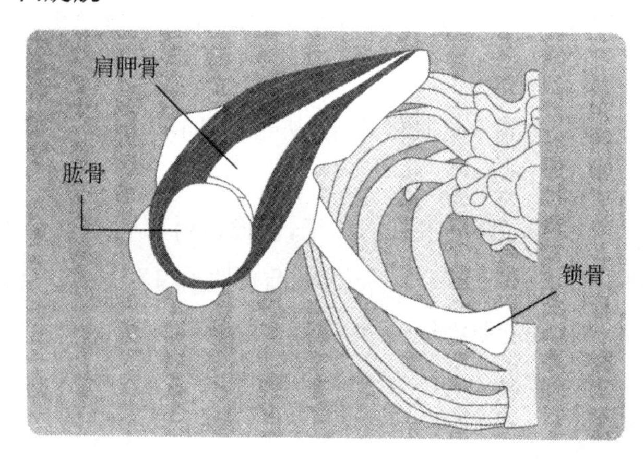

着熨斗一般重量的物体，将胳膊轻轻挥动的运动。通过活动肩关节，能够保持可动区域。

乳酸是疲劳物质吗？

肩酸和肌肉痛，都是由于肌肉中产生了疲劳物质“乳酸”。但是最近有一种说法，即“乳酸不是疲劳物质”。

乳酸到底是不是疲劳物质呢？

我们在活动的时候，使用氧将葡萄糖转变成能量。没有氧的时候，将葡萄糖分解之后就产生乳酸。

乳酸在需要瞬间爆发的相扑和短跑当中，基本上一分钟以内的运动中，也就是进行所谓“无氧运动”的时候，会暂时滞留在身体内。

与此相对，人在进行一分钟以上的运动时，吸收氧气将葡萄糖分解成能量。这就叫做“有氧运动”。

也就是说，在氧不足的情况下，将葡萄糖分解，肌肉收缩，随着葡萄糖的消耗，乳酸就滞留下来。但是如果这样的话，能量很快便会消耗殆尽。因此，人体就会使用氧来制造能量。

但是氧到达肌肉需要一定的时间。在此期间，产生的乳酸便会变成糖，成为能量的源泉。有种说法就是，这样乳酸就作为能量再次利用，就不算是疲劳物质了。

氧不足的状态下进行运动产生乳酸——也就是说，这和肌肉疲劳的时候滞留的物质没有差别。

“乳酸是不是疲劳物质”这个问题，还有待于今后的研究。

Part 3

人体是小宇宙

想跟某人诉说的人体的故事

——第三部分

为什么撞到“胫骨的前部”就会痛?

胫骨被撞后，全身会嗖的一下子剧痛。即便是像辩庆那样的武勇无双的豪杰，狠狠打到他这个地方也会哭，所以叫做“辩庆的哭点”。

撞到胫骨后，为什么会这么痛呢?

其理由是简单明了的。

实际上，胫骨里能够起缓冲作用的肌肉和皮下脂肪不多。碰下小腿，即便是胖子也能够轻易碰到骨头。骨头周围包裹着骨膜，骨膜上覆盖着神经。因此，一旦被撞击，冲击力就直接影响到骨头，再传递到骨膜的神经引发剧痛。

肌肉少的部分，还有肘部和脚踝。但是，这些地方被肌腱覆盖，面积又小，并不会感觉到如胫骨那般痛。

一夜突击的学习记不住

在考试之前的临时突击。有没有人在考试中遇到一夜突击记住的内容，庆幸得救的呢？

一夜突击的效果意外地好。但是几天之后，记住的内容就不经意间忘记了。

这种一天或几天的记忆称之为“短期记忆”。

短期记忆被暂时保存在“海马”这个地方。这种记忆是记住在超市购买什么东西、记笔记的时候那种随时可以忘记的记忆，

与此相对，一直能记住的记忆称之为“长期记忆”。对长期记忆来说，那是在海马周边的记忆的回路里咕噜咕噜游动之后，在“大脑皮层”处进行整理，记忆稳定下来被长期保存。

记忆的回路由于反复回忆，被重新保存、强化。因此，一夜突击出来的回路，暂时不用的话便会消失。

但是，如果对一夜突击的记忆进行定期的复习，那么便会作为长期记忆保存下来。记忆力好的人，常常将记住的东西拿出来复习，将记忆的回路进行活性化，所以会立刻想起来。

生气的时候是否真的会大脑充血?

生气发怒的时候,我们会说“血都升到大脑里了”。①

实际上,生气的人脸通红,就真像血液都升到大脑中去了。

但实际上是相反的。一旦生气,交感神经便会起作用,脑部便会分泌一种叫做肾上腺素的荷尔蒙。肾上腺素具有让人兴奋的作用,会让心脏跳动加快,呼吸加速,肌肉等末梢血管收缩,全身血压上升。

因此,脸变得通红的时候,大脑内的血液量是保持一定的。这就是“脑血流的自动调节能力”。

即便是一天之内,也会因为各种各样的原因引起血压的不断变化。血压下降的话,血管扩张,增加脑血流,血压上升的话,血管收缩,防止脑血流的上升。通过这样的结构,脑血流可以保持一定,不会突然上升。即便突然站起来,也不会不省人事。

生气的时候,血压上升,但实际上血液并没有升到大脑里。

---

① 日语惯用语,生气的意思。

心脏是心形的吗?

Heart 的意思就是心脏。

但是真正的心脏无论怎么看都不像心形。

为什么心脏会有心形的形象呢?

心脏具有心室和心房,心形被提起的当初,只将心室当成了心脏。只把心室取出来看,的确是心形。

实际上,在 15 世纪的欧洲医学书中,心脏是用单纯的心形表示的。那时,人们认为心房是静脉的一部分。

古罗马被称之为《医师的君主》的伽列诺斯,认为静脉血是将营养物质传递到全身的液体。在肠子里吸收的营养物质,被运到肝脏,成为静脉血送到全身,因此当时认为静脉系统的中心不是心脏而是肝脏。

另外,当时认为右心房不是心脏的一部分,而是静脉系统的一部分,只有心室才是心脏。这种说法一直持续到英国解剖学者威廉·哈维(1578—1657 年)发现了现在这种正确的血液循环。

莱昂纳多·达芬奇的心脏解剖图里也只画了心室。达芬奇描绘的全身血管系统图,也是以肝脏为中心的伽列诺斯学说的静脉系统。判断的基准一旦改变,看事物的方法就会发生一百八十度的转变。

危险的时候来不及等待大脑的判断？

碰到烫的东西，踩到图钉的时候，一下子就会把手脚缩回。

此时的反应和平常不同，是非常迅速的。

我们行动的时候，外界的信息会通过脊髓传到大脑，在大脑处组合后的指令再次通过脊髓传递到手脚。这样手脚才开始行动。

但是，烫、痛等感觉信息，如果在大脑处整理后再将指令发送出来，就无法保护人免遭危险。因此，人体具有在感觉到烫、痛之前对此作出反应的系统。这就是“反射”。

脊髓是连接全身和大脑的重要的纽带，身体必须要快速回避危险的时候，脊髓自身会代替大脑成为中枢而工作，在无意识中身体就会动起来。

这时，脊髓代替大脑产生了反射反应，所以被称之为“脊髓反应”。踩到图钉的时候，瞬间抬起脚，是在踩到图钉的刺激传到大脑之前脊髓发出的指令，让肌肉收缩。

跌倒的时候，迅速用手支撑也是同样的反应。

倒立着进食会怎样?

倒立着进食会怎样?

认为“食物会逆流”的人意外地多,但是食物通过食道运到胃部,并没有因为引力而落下。

食道是扁平的肌肉管。食物在通过食道的时候,就像挤牙膏一样,食道的肌肉通过收缩、扩张这种从上到下的“蠕动运动”,将食物送到下方。因此,食道的内壁会分泌粘液,食物就容易通过。

因此即便平躺下来,或者倒立,食物都不会逆流,而是被送到胃部。

从食道到胃部的入口,平常也有肌肉堵塞,食物到达胃部入口的时候就会反射性地张开,将食物送至胃部。这样就能阻止从胃部的逆流。

但是,暴饮暴食之后,引起暂时的胃部消化不良,胃部入口处的肌肉开合功能不佳,吃的食物就会逆流。这就是所谓的“胃灼痛”。

睾丸和月经的故事

睾丸长在体外的理由

包括人类在内，动物在繁衍子孙的时候，需要男性（雄性）产生的精子和女性（雌性）产生的卵子。首先，精子进入到卵子里，从受精开始。

动物的精子是在睾丸中形成的。睾丸存在于垂在两跨之间的阴囊之内。包括人类在内，哺乳类动物的睾丸，都被硬的被膜包裹，呈现出球形，因此称之为睾丸。

无论是猫还是狗，哺乳类的雄性都具有睾丸，大多是伸出腹部之外。但是非哺乳类动物的睾丸是收在腹部里的。

男性应该都有这个经验吧，睾丸一旦撞到什么，就会产生难以言说的痛。一定有人会想，既然这么痛，那么与其特意将其置于阴囊内垂下，不如收在腹中更加安全呀。

但是，睾丸自有其置于体外的道理。睾丸产生精子的适合温度低于 37 度，一旦温度太高就难以形成精子了。也就是说，由于冷却精子的需要，要将之置于体外进行冷却。

精子在射精的时候排出体外，在 37 度时只能存活 24 至 48 小时。相反，如果冻结在零下 100 度，可以保存数年时间。

为什么会产生大量精子呢？

实际受精只有一颗精子和一粒卵子。尽管如此，人每天还是会产生大约 3000 万个精子。一次射精放出的精子数，据说有一至四亿个。甚至可以说全部精子都是白费力气的。人为什么要产生这么多精子呢？

这是为了甄选优秀的精子。生物总是倾向留下优秀的遗传基因。这是为了保存物种的本能。也就是说，大家的出生都是打败了其他几亿个精子的胜利者。

精子是小蝌蚪的形状，这也是完整的细胞。相当于小蝌蚪头的部分里有细胞核，含有生孩子的遗传基因。

精子摆动尾巴以每分钟 1 至 4 毫米的速度游泳，在睾丸处刚被生产出来的时候，还不会游泳。从睾丸处通过输精管排出，在经过这里的时候学会游泳，产生受精能力。

精子在这条输精管里存活好几天，一旦射精到体外就只能存活 24 至 48 小时。必须在这段时间内受精。

即使从男性射到女性的体内，也会受到子宫中粘膜和白血球的阻碍，很多精子都死去了。为了突破难关，必须要强大。就像生存竞争那样吧。经过严格的考验，最终有一个卵子和精子结合。

● **精子的结构**

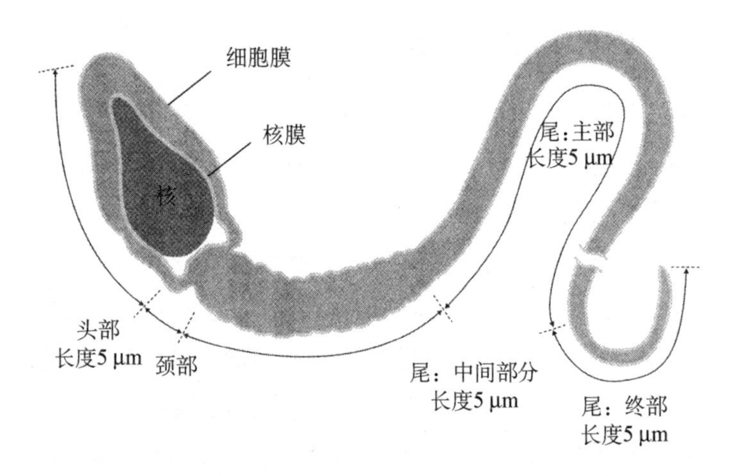

月经是如何产生的?

男性一生中产生精子的数量是无法计数的。与此相对，女性产生的卵子数量，一生就只有 400 个。

卵子是在卵巢处产生的。卵巢在子宫的两侧各有一个,是像梅子果实那么大的器官。在这里孕育将来能成为卵子的卵细胞,每月从卵巢排出一个左右的卵子。

一直到胎儿期的早期为止,卵细胞会结束某种程度的细胞分裂,以原始卵胞的形式进入冬眠。新生儿的卵巢里,有大约 80 万个原始卵泡在休眠。但是其中大多数都会自然消逝,在思春期大约只剩下 1 万个。

迎来思春期,获得生殖能力的女性身体,会进入到妊娠准备期。也就是说,卵巢开始生产出成熟卵子,进行排卵。在大约 1 万个原始卵泡里,每月大约有 15 至 20 个形成成熟卵子,其中之一开始排卵,剩下的消逝。

在子宫里,为了让受精卵更容易在子宫里着床,就需要将子宫内膜增厚,制造舒服的床垫,整理适合胎儿发育的环境。

也就是说,子宫是胎儿发育的胶囊。没有怀孕的时候,卵巢只有鸡蛋般大小,随着胎儿的成长逐渐变大。在妊娠末期,其长度约为 36 厘米,重量约为 1000 克。因此,为了避免子宫开裂,其纤维起到了加强作用。

这样,即使子宫内膜的增厚、卵子成熟、排卵,但没有怀孕的时候,子宫内膜就脱落和出血一起排出。这就是"月经"。成熟女性的体内,这个就周期性地反复进行。

月经周期通过脑下垂体和卵巢分泌的荷尔蒙调节。

卵子容易受损伤

男性产出的精子，经常进行细胞分裂，形成新的精子。也就是说，由于是新鲜的，受伤风险较低。

但是，女性产生的卵子，是出生的时候就具有的。女性将此一直保存使用，因此就暴露在容易受到损伤的环境里。

比如，生活了二三十年的时间会生病吧。照射了X光（放射线）等，卵子可能受到损伤。放射线会引起细胞损伤、基因突变。

也就是说，如果卵子发生了这样的情况，成为了不正常的细胞，就不容易与精子结合，即便受精，胎儿也有发生异常的危险。因此，成年女性在接受伦琴射线检查的时候，需要注意有无怀孕。

另外，随着年龄的增长，遗传基因也有可能被破坏。年龄越大，危险越高，更容易有唐氏综合症或流产的可能。

现今，由于医疗的发达，高龄生产也变得安全。母体处在可以生产的状态，早产的话医疗技术也能够保证胎儿发育。但是对于唐氏综合症等胎儿异常，尚未有应对方法。

“十月零十天”的正确计算方法

从怀孕到生产的时间，一般说成“十月零十天”。比如，很多人可能认为，如果十月十日是预产日，可以算出来一月一日左右是受精日。尤其是男性这么认为。

但实际上并非如此。

预产日的计算方法，是从最终月经的第一天开始算，第二百八十天。有个简单的计算方法。“最终来月经的月份减去三（无法减的时候加上九）”就是预产月，“最终月经日加上七”就是“预产日”。

比如，最后一次月经是一月一日的话，预产月＝一加上九＝十月，预产日＝一加上七＝八日，因此预产日就是十月八日。

但最后一次月经要一周时间，再加上之后排卵需要一周时间，也就是实际受精是在其后两个月，也就是一月十五日左右。

这两个星期的误差常常会引起巨大的麻烦。

有生产经验的女性觉得是理所当然的，但不知道情况的男性常常会推算，认为是“那时候的孩子”而感到苦恼。

有时候会觉得“时间对不上。那时候我出差不在家，不是我的孩子”，就会抱头陷入苦恼。相反，或许也有男性会觉得“时间没错”而感到放心吧。

那么，哪个是幸运的呢？

男女的性别是如何决定的?

决定男女的基因开关

从解剖学的角度来看男性和女性,就是“生殖器以外一样”。但是,如果追溯到胎儿最初期,男女的差异就完全没有了。也就是,男性和女性原本都是一样的。

那么男女是如何形成的呢?

在胎儿初期,男性和女性的生殖器的设计图具备可以发展成任何一种性别的功能。若将此放置不管,它就会自动变成女性,将开关一按,就会变成男性。植入了这个开关的基因存在于“性染色体”中。

人的细胞核里具有基因。基因填塞在叫做染色体的丝状蛋白质里。

人的染色体固定为四十六条,其中四十四条是男女一样的。剩下的两条是“性染色体”。男性具有 XY 各一

● “SRY”遗传基因

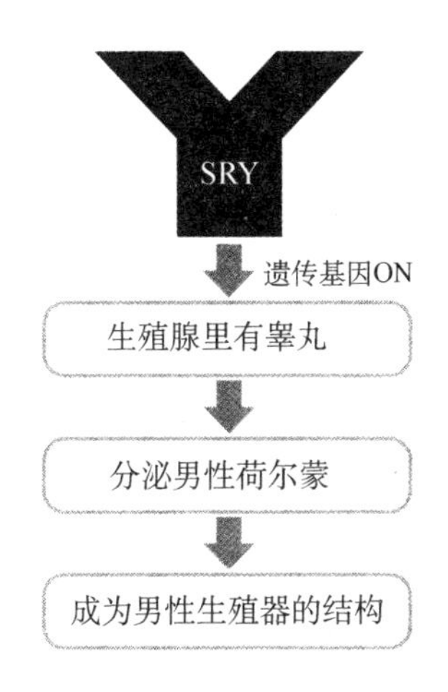

条，女性具有两条 X 染色体。

只有男性才具有的 Y 染色体里具有成为男性（雄性）的开关“SRY”。根据这个“SRY”是否打开，来决定成为睾丸还是卵巢。

开关打开，形成睾丸，接下来睾丸就分泌出“让男性生殖器发达的男性荷尔蒙”和“抑制变成女性生殖器的荷尔蒙”两种物质。这样就形成男性，男女的性别就划分开了。

男性荷尔蒙和女性荷尔蒙

这里大家会不会有个疑问呢？

男性荷尔蒙具有让男性生殖器发达的力量。但是，女性荷尔蒙却没有让女性生殖器发达的力量。即便有让乳房变大的作用，但却缺乏对全身的影响。

实际上这是有理由的。如果女性荷尔蒙起作用，积极地创造出女性的话，那么想象一下会发生什么情况。

我们在出生之前有大约十个月是在母亲腹中度过的。在此期间，胎儿会一直受到母亲分泌的荷尔蒙影响。一旦“女性荷尔蒙能够创作出女性这种结构”，胎儿就会持续受到女性荷尔蒙的影响，结果大家都变成了女性。这个世界上就没有男性了。因此，只有男性荷尔蒙才具有让人变成男性的作用。

看母亲就能知道胎儿的性别？

有人说对于妊娠中的女性，“脸变紧的话，腹中就是男孩”。这是一种民间说法，说不定是真的呀。

为什么这么说呢？如果腹中是男孩子，小孩分泌的男性荷尔蒙就是母亲一生中唯一沐浴男性荷尔蒙的时期。

男性荷尔蒙对中枢神经起作用。因此，妊娠中的母亲收到胎儿男性荷尔蒙的影响，中枢神经收到影响，母亲也有变成男性性格的可能性。

确认这个假说的方法是,让有生过男孩和女孩两者经验的女性比较这两种时候心情的不同。

大家可以试着问问,周围的女性在那时候发生了什么样的变化。

最进化的内脏
——肾脏

从大海到陆地的动物苦恼

上古时代，所有的生物都活在海洋中。其中一部分生物进化爬上陆地，成为两栖类动物。此时，“体液的盐分浓度如何保存”成为最大的问题。

这个问题的解读对进化产生了很大影响。

我们的身体通过燃烧进食获取的营养物质，作为能量的来源。

燃烧的营养物质，主要是碳水化合物、脂肪、蛋白质。

其中，碳水化合物和脂肪，是由碳、氢、氧的原子构成的，所以一旦燃烧，就会产生水和二氧化碳。两者本来都是存在于体内的物质，对身体无害。

但是蛋白质除了碳、氢、氧之外，还含有很多氮原子。

蛋白质的最小单位是氨基酸,“氨基”就是“含有氮”的意思。

氮是占空气成分百分之八十的物质,和其他元素发生反应形成各种物质。不仅是氨基酸,还能够形成氨,因此,会产生蛋白质燃烧的代谢产物氨基酸。

那么,生物在大海中生活的时候,容易溶解在水中的氨是非常便利的,无法很快逃离体外。只要单纯地扔到水里就可以了。

但是,一旦上了岸,氨就是不合时宜的存在。为什么这么说呢,因为氨有毒。残留在两栖类生物体内就会产生问题,不仅是氨,需要用别的形式来扔掉。

因此,就用把氮形成尿素的形式,排到尿液中扔掉。尿素的毒性小,而且还溶于水,非常适合。

蛋中的尿素如何处理?

但是,一旦动物进化成爬虫类和鸟类,尿素就会不合时宜。爬虫类和鸟类,就像大家知道的那样,选择用下蛋来繁衍下一代。

蛋中孕育婴儿的时候,就产生了“如何将尿液扔掉”的问题。以尿素的形式出现,很容易溶于水,婴儿的体内就会循环着尿素。

因此,这次要找积累一些难溶于水,稍微有点沉淀的物质来用于扔掉这些物质。

为此他们选择了“尿酸”。因此爬虫类和鸟类，都是用尿酸来扔掉氮代谢物。

接着，我们的祖先由爬虫类进化成了哺乳类。哺乳类是在胎儿母亲的腹中发育。这样一来，就没有储存废弃物的必要了。为什么这么说呢，因为可以利用母亲的身体来处理。就没有必要使用尿酸了，也就没必要特意返回到尿素。

但是，哺乳类还是选择使用尿素，通过将氮转化成尿素，获得了巨大的利益。那就是通过“用肾脏浓缩尿液”的机能，哺乳类的肾脏能够制作出比血液里含有盐分高五倍的高浓度尿。

哺乳类的聪明结构

那么，哺乳类为什么要将尿液浓缩呢？

我们从饮食中获取水和盐分。

但是，就像寒冷的冬天朝窗户吹气就会有雾气那样，呼气里含有水分。另外，夏天也会出汗。汗液里含有盐分，不过水分还是更多。

也就是说，身体的结构让身体容易失去水分，其结果就是体内的盐分浓度容易升高。

为了调节体液，必须要扔掉盐分。

那么，我们的身体就要具有将体液保持在一定浓度的功能。担任这个任务的就是肾脏。

肾脏的形状像一个蚕豆。最外侧由被膜包裹，紧靠着的内侧有皮质，再内侧是髓质组织。皮质处过滤血液，髓质处将过滤过的血液浓缩。从肾脏表面附近的皮质开始，到内侧的髓质为止，存在着很多过滤“丝球体”血液的过滤网。

尿素存留在脊髓中。在髓质里，从肾脏的表面到深处，溶解物质的浓度变高。溶解的物质主要是盐分和尿素。

在哺乳类动物的肾脏里，分布着为了将髓质贯穿的排出尿液集合管。集合管在穿过髓质的时候，由于周围高渗透压，水分被压出，尿液被浓缩。

“渗透压”是“物质从浓度低的一侧移动到浓度高的一侧的移动现象”。在髓质处，为了制作出高渗透压，利用了高盐分浓度和尿酸。因此，只有具备髓质的哺乳类动物才能够将尿液浓缩。

尿素在燃烧蛋白质的时候一定会产生。将必须要扔掉的物质尿素，作为尿扔掉之前进行利用，用于尿液浓缩，这是只有聪明的哺乳类动物才会的。

海龟从眼睛排出盐分

只有哺乳类动物在肾脏处调节水分和盐分。鸟类只有极少的髓质，其他动物肾脏里没有髓质，因此无法从肾脏里排出盐分。

那么其他动物是如何排出盐分的呢？

比如海鸟，具有从鼻子里排出盐分的腺体，从这个腺体分泌并排出盐分。另外，海龟是从眼睛排出，鲨鱼具有从肛门排出盐分的腺体。鱼类的鳃具有排出盐分的作用。

原本大家可能认为，生活在海中的鱼类体内，具有和海水一样浓度的盐分无需调节。

但是，海水的盐分浓度是百分之三点五，非常高，几乎所有的鱼类和动物都要通过将盐分排出体外，来保持比海水浓度低的盐分。

与此相反，生活在河、湖等淡水里的鱼和动物，由于盐分浓度太低，需要从周围获取盐分。不过那些在淡水和海水间往来的鱼是最麻烦的。三文鱼和鳗鱼时而获取盐分，时而排出盐分，有必要经常切换，鱼类也具有高度的技能。

另外，令人奇怪的是，鲨鱼、鳐鱼这种软骨鱼类，其身体的渗透压和海水几乎是一样的。鲨鱼、鳐鱼并不会将盐分浓度提高，而是通过在体内积累大量尿素来提高渗透压。

因此，鲨鱼、鳐鱼一旦腐败就会发出刺鼻的味道。这就是尿素转变成了氨。

- **其他动物排出盐分的方法**

海鸟
鼻子里具有排出
盐分的腺体
海龟
眼睛里具有排出
盐分的腺体
鱼类
腮具有排出
盐分的作用

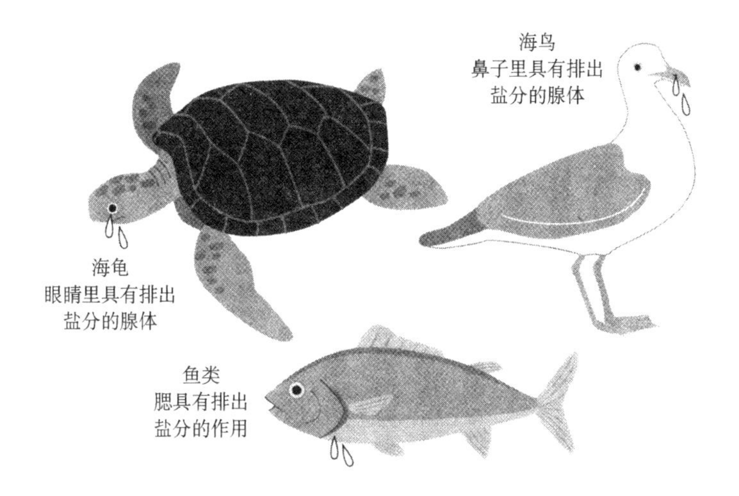

这样，很多生物通过调节盐分，维持体液的恒常性。尤其是哺乳类，获得了能够浓缩尿液的肾脏，能够有余力进行水分和盐分调节。

但是要想浓缩尿液，仅仅这样还是不够的。

过滤血液之后，成分的大部分都在尿细管处被吸收，因此有必要大量增加过滤量。为何有必要大量增加过滤量呢？

我们的肾脏每天大约要过滤 200 升血液。

另一方面，在经过尿细管的时候，百分之九十九都被吸收返回到血液里。因此，形成的尿液量就是 200 升的百分之一以下，即“1.5升”左右。

过滤200升，吸收百分之九十九这种“两阶段方式”，效率非常低下，乍一看就像没用。但是，其最终调节尿量成分的能力是非常优秀的。

比如，将尿量增加五倍是不得了的。但如果是两阶段方式，将百分之九十九再吸收的尿，变成吸收百分之九十五就行了。也就是说，将百分之一的尿变成百分之五。只要稍微调解一下再吸收的量，就能够保住尿量和成分的平衡。

这样，配合时时刻刻变化的身体状态，尿量时而多时而少，时而浓时而淡，实现了我们身体的恒常性。

肾脏一旦变化，其他脏器也随之变化

由于在陆地上生活，哺乳类的肾脏得以进化。由于承担了巨大的任务，只是改变肾脏还不行。必须进行全身的改变。

首先，肾脏进行血液过滤，就需要血压高。和其他动物相比，哺乳类动物血压高也是由于肾脏的机能复杂。

我们的心脏是左右完全隔开的“两心房两心室”结构。因为体循环和肺循环是分离的，动脉血和静脉血不会混合，能提高体循环的血压。

但是，两栖类是“两心房一心室”，所以动脉血和静脉血是混合的，体循环和肺循环的血压几乎是一样的。也就是说，“体循环和肺循环的分离”才能让两栖类进化到哺乳类，也才能将体循环的血压提高。

另外，为了过滤血液，肾脏的过滤装置——髓质里有的丝球体的血管也有必要变薄。因为血管壁一旦厚了，过滤掉的成分就无法到达外部。在薄壁的血管里施加高压，就会像气球一样产生张力(拉伸力)作用。

血管里一旦施加压力，血管壁就会有张力。张力的大小和血管的直径成比例，血管的粗度达到两倍的话，血管壁的张力也会变大。因此，将丝球体的血压增高，血管壁变薄，就必须将血管的直径变细。

因此，哺乳类动物的肾脏的丝球体的毛细血管变细，流经的红血球也比其他动物小。

这样，改造心脏和红血球的结果就是形成了浓缩尿的肾脏。内脏里最进化的可以说是肾脏。

大脑为什么出现？

脸所共通的要素

大脑是全身所有器官的司令塔。

大脑一旦出问题，其他器官的机能也就会丧失，一般认为“进化的过程中最初形成的是大脑”。

但是从脑神经来看大脑的形成会发现，实际上感觉器官先于大脑被创作。

不仅是人，脊椎动物（具有背骨的动物）都是兄弟。

脊椎动物的头部都具有包括“眼睛”、“鼻子”、“耳朵”、“嘴”的脸。嘴是消化管的入口，其他器官都是感觉器官。这些部分共同形成了我们认识的“脸”。

猫狗也有“脸”，大象也有“脸”。也就是说，具有眼鼻口耳的脸是脊椎动物共通的要素，这就是制作头部的要素。

● **脸是脊椎动物共通的要素**

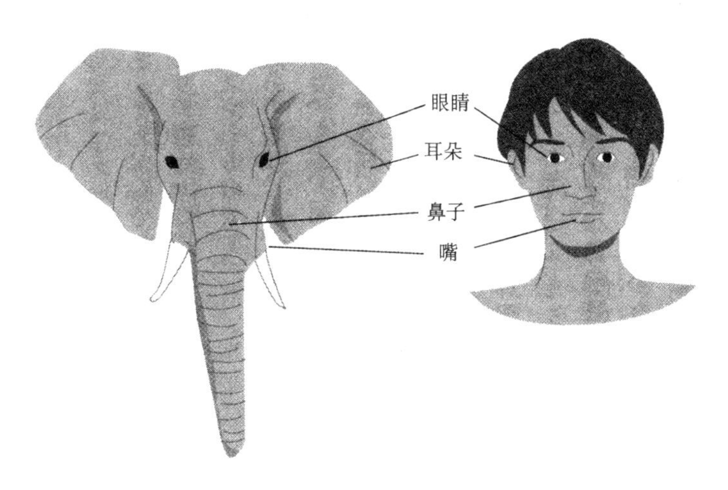

除头以外的地方不会有耳鼻口眼，所以头可以说是具有感觉器官的特别场所。

大脑对刺激起反应

实际上，大致看一下进化过程就会发现，从头开始到下面的身体相连的部分的最前方，首先形成了耳鼻口眼。本来嘴是“消化管的入口”，因此在那里加入了感觉器官。

身体的前方聚集了感觉器官，因此中枢神经系统前方的尖端里，就形成了从感觉器官处接受信息的场所。感觉的刺激进入后，由于要处理该信息，中枢神经系统的前部就开始膨胀——这就是大脑。

也就是说，大脑的产生就是要将身体前方的感觉器官集合，并对其信息进行处理。

我们的大脑受到刺激后，为了对抗这种刺激而变得发达。刚出生的婴儿也由于受到周围各种各样的刺激，从而大脑会成长。实际上，闭着眼睛养大的猫，即便中途睁开眼睛，也看不见东西。那是因为让大脑视觉发达的那部分并没有成长起来。

越是受到感觉刺激，身体的前方部分就变得越大，成为大脑。那就是我们大脑的由来。

人具有鱼鳃的痕迹

之所以要在我们身体上加上头，其主要原因并不在于感觉器官。鳃的存在也是另一大要因。

让我们追溯到六亿多年之前。

我们的祖先形成了鱼的形状，在水里游泳。其身体花了六亿年时间，进化成人的身体。鱼类时代是鱼鳍的部分，已经成为了我们的手脚。

那么，曾经用来呼吸的鱼鳃，到底成为什么了呢？

人的胎儿在最初期大小只有 5 厘米左右。仔细观察其姿势会发现，在脸和脖子的周围，正好在喉咙的部位排列着像圆子一样的东西。这个形状不仅仅是人，鱼类的胚胎也能看见。

也就是说，这个像圆子一样的东西成长之后，在鱼类身上就变成腮。

但在人类身上，作为腮而使用的东西，已经在进化过程中当作他用了。

在腮的部分里有着神经和血管。本应该到腮里面去的神经，就作为脑神经的一部分而使用。

大脑里长出十二根脑神经。其中三根通往鼻子和耳朵这两个感觉器官。剩下的九根中，有五根是本应该通往腮的神经，即面神经和三叉神经、舌咽神经、迷走神经、迷走神经的附属副神经。

剩下的四根中有三根是让眼球转动的神经，另一根是活动舌头的神经，所有的神经都集中在头和脸部。

也就是说，脑神经是由通往养育了大脑的感觉器官和本应通往腮的神经，以及本来就具备的让肌肉运动的神经而构成的。

这样，了解了脑神经，就知道感觉器官和腮形成了大脑这个人类的历史。

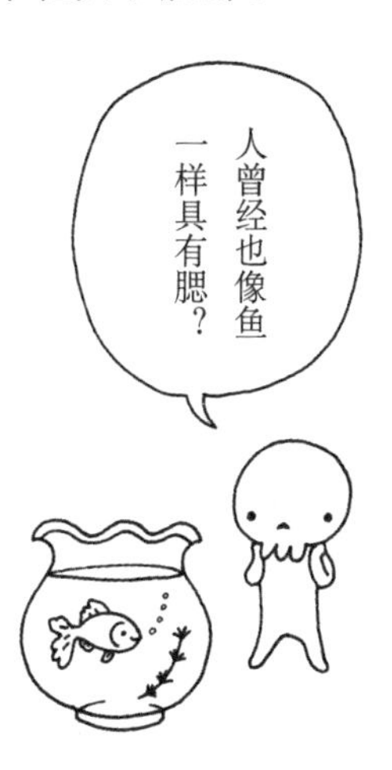

两腿步行是为了独占美食？

人具有优秀的大拇指

大家能够不用大拇指扣西装扣子或者翻书吗？

很多人会觉得不方便吧，虽然并非不能完成，但要花时间。大拇指就承担着这样重要的任务。

在人的手上，大拇指和手心相对，通过对立运动产生力量，就能抓取物体。这种结构是只有人手才具有的。

以猴子为主的其他动物的大拇指，没有这种和手心对立的情况。人类通过进化大拇指，稳稳地抓住物体，才能操作工具。

人的大拇指结构非常奢侈特别。首先，大拇指根部的关节能够将手指向张合两个方向运动。并且，仅仅为了让拇指运动的肌肉就有八块。

其中四块在手心里，一块在前臂前侧的弯曲处，剩下的三个在后面的延伸处。而且，一旦用力就会浮出，很容易找到，上面还连着三根肌腱。

只有人才具有如此复杂的结构，猴子则是弯曲大拇指的前臂的肌肉和弯曲其他手指的肌肉相连在一起，因此就无法实现“拇指的独立活动”。

猴子在进化的过程中逐渐形成拇指，变成人的时候获得了“拇指的对立”，从而取得了巨大发展。

由于双腿直立行走而腿部进化

人并非仅仅是手产生了进化。要用手抓取物体，就要将手从步行的工作中解放出来。

像猫狗那样，手在用作步行工具时是无法进化的。人类通过用双腿步行，将手从步行中解放出来，赋予其抓取物体的新使命。另外，脚负责支撑身体，变得发达，从而保持步行、奔跑时的平衡。

另外，通过直立行走，人的脊柱变得笔直，可以用较少的力量支撑起较重的头部并获得平衡。因此，大脑也就能够变大。

由于双腿直立行走，臀部的周围形状发生了巨大的变化。骨盆、骨关节、臀部的肌肉都和类人猿有着巨大的区别。

人类和黑猩猩相比，臀部的肌肉非常发达，非常丰满。这具有保持“立正”动作的作用。另外，臀部的肌肉从骨盆的后面覆盖到大腿骨（大腿的骨头）的后面，让骨关节延伸，固定大腿骨，因此，在步行的时候能够用到达地面的脚向上将身体提升起来。

骨盆也变成了盛放腹部内脏的容器形状，为了防止在重力作用下内脏下沉，左右伸展得很大。

这样变成直立双腿行走的人，骨骼和肌肉也发生了与此相应的巨大变化。

人类的下肢被扭转了一百八十度？

人类变成直立双腿行走，伸展股关节，其手脚的连接方法和四足动物朝着相反的方向发展。

爬虫类腹部贴着地面，手脚从“身体的旁边”伸出。进化成哺乳类之后，手脚就到了身体之下，腹部也离开地面。

此时，手就像“肘部的凸出一侧向后转”那样，腿则是“膝盖凸出的一侧向前”那样旋转。但是，手脚的指尖，本来就转向和肘部、膝盖一样的方向。脚是可以的，但如果保持原样，那么手的指尖就会朝向后方。

因此哺乳类动物就将前臂（从手腕到肘部）的两根骨头扭转一百八十度，进化成指尖向前的样子。

人类变成了双腿直立行走，此时发生了有趣的事情。

请看下图。像熊那样的哺乳类的手脚不是横向的而是前后方向的。肘部和膝盖前后呈逆向形态，在膝盖处凸出的方向朝后，凹下去的方向朝前。另外背部向上，大腿的前面也朝上。但是一旦双腿站立起来，背部就朝后，大腿就朝前，变成相反的朝向。

也就是说，到现在为止，面向腹部一侧的大腿的前面，通过伸展股关节，变成朝向背部一侧。所以就是"人的脚被扭转一百八十度前后朝向正好调了个个儿"。

看到人的直立行走的姿态，腿并没有像手腕向前面弯曲那样，而是伸展，发生了逆转朝向的现象。

实际上，即使看神经也是，后侧和前侧也发生了替换现象。后侧的神经朝向前侧里伸展腿部的肌肉，前侧的神经则是朝向后侧弯曲腿部的神经。在这样的地方，也能看见进化的残余。

● **各种各样手脚的连接方法**

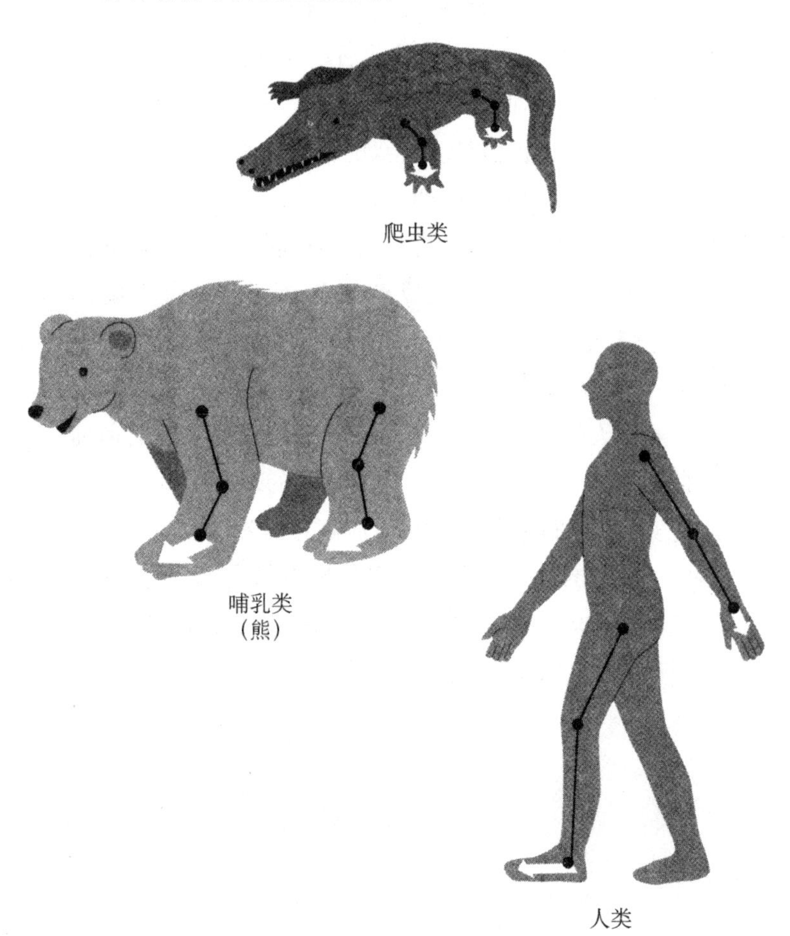

双腿行走的新学说

原本人类开始用双腿行走的目的是什么呢?

长年以来,人类学者提倡的“气候变动引起森林减少,为了进行长途移动,必须要变成效率较高的双腿步行”。

但是,“一次能够搬运回更多贵重资源从而变成双腿行走”之说,刊登在之前(2012 年 3 月 20 日)美国的科学杂志《Current Biology》电子版上。作者是京都大学灵长类研究所的松泽哲郎所长等组成的国际团队。

据称,他们“给野生的黑猩猩喂食其已经吃习惯的油棕这种坚果和平常不容易到手的贵重的可乐果这种坚果,并观察其行为”。

结果是,在仅喂食油棕的时候,黑猩猩会在同伴中分享。但是,一旦在油棕中混入少量的可乐果,黑猩猩便会用双手和嘴仅捡拾可乐果,双腿步行跑到远离同伴的地方。

而且,双腿步行的频率是喂食油棕时候的四倍多。

也就是说,黑猩猩们认定可乐果是贵重的资源,为了确保能获取这种坚果,他们开始双腿步行。

众说纷纭,但我们的祖先变成直立双腿行走,究竟是什么理由呢?

结语

人体小宇宙之旅如何?

应该有人在电车中阅读本书吧?无论电车如何摇晃,人都因眼睛具备“防手抖功能”而能看清楚书。

平常我们不注意就在享受的人体的结构,在读完本书之后,宛如看到了另一个世界吧?

也有人对于支撑着我们生命和健康的人体精致的机制和其复杂的作用再一次感到震惊、感动吧。

人体的各个器官都承担着重要的作用,有其存在的理由。人体是一件精炼的、无一多余物体的最高杰作。

这样一想,活着、健康本身就是奇迹,每个人都是无法取代的存在。

现代人们不得不关心自己的身体。

之前,我们身体抱病去看医生,几乎所有人都将治疗的任务全权交给医生。那是因为没有医学知识,自己无法判断。

但是现在医生会将所有数据告知患者并进行说明。这是一个我们可以选择自身治疗的时代。

要保护自己的身体，就要知道各个脏器在哪里，是什么样的结构，如何工作。我们必须具备这些最基本的知识。

说到医学大家会觉得难，但从自己身边的现象来揭开人体这个小宇宙之谜，也是和自身紧密相关的。

人体还有很多谜团。即便是现代科学，也依然有很多不解之谜。人体就是这样被包裹在神秘的面纱里。

如果各位能以此为契机，对自己的身体更多关心，我会感到很高兴。

坂井建雄

图书在版编目(CIP)数据

鼻孔为什么有两个：人体趣味简史/[日]坂井建雄著；韩静译.—上海：上海三联书店，2018.3
ISBN 978-7-5426-6112-8

Ⅰ.①鼻…　Ⅱ.①坂…②韩…　Ⅲ.①人体—普及读物
Ⅳ.①R32-49

中国版本图书馆 CIP 数据核字(2017)第 262033 号

著作合同登记号：09-2014-541 号

鼻孔为什么有两个——人体趣味简史

著　　者 / [日]坂井建雄

译　　者 / 韩　静
责任编辑 / 殷亚平
装帧设计 / 夏艺堂艺术设计+夏商
Xytang@vip.sina.com
监　　制 / 姚　军
责任校对 / 张大伟

出版发行 / 上海三联书店
(201199)中国上海市都市路 4855 号 2 座 10 楼
邮购电话 / 021-22895557
印　　刷 / 上海盛通时代印刷有限公司

版　　次 / 2018 年 3 月第 1 版
印　　次 / 2018 年 3 月第 1 次印刷
开　　本 / 889×1194　1/32
字　　数 / 120 千字
印　　张 / 5
书　　号 / ISBN 978-7-5426-6112-8/R·106
定　　价 / 38.00 元

敬启读者，如发现本书有印装质量问题，请与印刷厂联系 021-37910000